JN005358

疲れない・バテない・壊さない

スタンフォード式
脳と体の強化書

The Skills for Super Recovery and Great Performance

スタンフォード大学スポーツ医局アソシエイトディレクター
アスレチックトレーナー
山田 知生
Tomoo Yamada

大和書房

はじめに

「世界最強の医局チーム」が編み出した「超回復」と「覚醒」の全手法

「自分史上、最高の自分」を目指す

心身が健やかで、楽しい気持ちや幸福感と共に、常に意欲的に物事に取り組む。

これは仕事に限らず、勉強であれ子育てであれ、あらゆる人生のステージにおいて重要なことです。これができる人は、間違いなく充実した幸せな人生を送ることができます。

そんな当たり前の話をされても……と思った人もいるかもしれません。それがなかなかできないから困ってるんじゃないか、と。

では、どうしたら心身を健やかに保ち、楽しい気持ちや幸福感と共に常にモチベーション高く物事に取り組めるようになるのでしょう？　その問いにお答えするために本書を書きました。

何かを獲得するには「知識」、そして「実践法」という２つの武器が欠かせません。本書でみなさんに獲得していただきたいのは、「自分史上、最高の自分」です。

なぜ人は疲れるのか？　そもそも疲労とは？
ストレスとは？　いいストレスと悪いストレスの違いとは？
どうしたら疲労を解消できるのか？
人の「意欲」とは、どうやって生まれるものなのか？
失敗を恐れずに常に前進し、成果を挙げていくには、どうしたらいいのか？

上記のような「疲労とストレスに関わる脳と体のメカニズム」

そして第二に、そんな選手たちのバックにいて、支える「優れたサポートチーム」の存在です。

私はアスレチックトレーナーとして日々、選手と接していますが、私ひとりの力で選手をベストパフォーマンスへと導くことはできません。

スタンフォード大学には、素晴らしい専門家とリサーチャーが多数、所属しています。専門家とは、たとえば「骨筋肉の専門家」「整形外科医」「心理学や精神科の専門家」「睡眠の専門家」「栄養の専門家」「内分泌の専門家」「脳科学の専門家」「解剖学の専門家」など各ジャンルで豊富な学識をもつスペシャリスト。リサーチャーとは、研究データの集積や分析などを行なう人です。

これら専門家とリサーチャー、そして私のようにトレーニングやリハビリの現場で選手に接するアスレチックトレーナーの三者が密に連携し、選手を全方位的にサポートしているのです。

たとえば、ある科学的知見に基づいて、ある手法（トレーニング法や回復法）を試してみる。いい効果が見られたら続ける。効果が見られなければ専門家やリサーチャーにフィードバックし、また別の科学的知見をもって別の方法を探る。

こういうやり取りが、スタンフォード大学では、立場の優劣も上下もなく盛んに行なわれています。先ほど、私の仕事を「選手と二人三脚で」と表現しましたが、その実、多岐にわたる優秀なプロフェッショナルが関わっているということです。

専門家にもリサーチャーにもアスレチックトレーナーにも、誰一人として、自分だけの手柄や名声のために、といった思惑《おもわく》はありません。何よりも、選手を最高のコンディションに持っていくために、**最新の科学的知見に基づいて「選手にとって何がベストか」を常に模索している**のです。これがスタンフォード大学の強さの秘密といえるでしょう。

したがって本書もまた、私ひとりの知見に基づいて書かれたものではありません。**今まで優れた専門家、リサーチャーと協力して研究を重ねてきたことの結晶であり、１つの到達点を示したものが本書です。**たまたま日本語ネイティブである私が、彼らを代表して、日本語を読むみなさんに伝えるチャンスを得たに過ぎません。

現場と研究室が結びつき、「結果を出せる最強チーム」ができた

スタンフォード大学で選手のケガの予防とリバビリテーションに携わるなかで、私は、選手に「好不調の波」があることに気づきました。試合本番のみならず日常的な練習風景でも、気分の浮き沈みが見られたり、普段は苦もなくできることが急にできなくなったりするのです。

そんな「波」の正体とは何なのか。どんなときでも最高のコンディションへと持っていく手助けをするにはどうしたらいいのか。そのヒントを得るきっかけとなったのは、スタンフォード大学で新たに立ち上げられた**「ブレインパフォーマンスセンター」**と大規模なコラボレーションを行なうようになったことです。今から６〜７年前の話です。

ブレインパフォーマンスセンターとは、バーチャルリアリティ(VR)の手法などを用いて脳の状態を観察し、脳しんとうや睡眠不足などの要因が、気分やパフォーマンスにどのように関わるかを研究するために組織された研究チームです。脳科学や整形外科、睡眠、内分泌などの専門家と一緒に、アスレチックトレーナーとして関わることになりました。現場に立つ人間（私）が、直に研究室と結ばれたという初めての経験でした。

アスレチックトレーナーという仕事は常に現場第一です。ト

レーニングやリハビリの現場に立ち、個々の選手の状態に合わせたトレーニング法や回復法、生活習慣、食事習慣などを指導することが主な仕事です。

この仕事につくには、大学と大学院で高度な生理学、解剖学、神経学、内分泌学、心理学などを学ばなければなりません。人間の体（脳・精神・身体）の仕組みについて、ひととおりの学識をもっていることが現場に立つ条件になるわけです。

では実際に、大学や大学院での座学が現場にどう生きるのか。研究室の実験や分析で示された結果をどう噛み砕き、応用し、現場で選手たちのサポートに活かすか。そして、いかに現場で結果を出し、科学的知見を根づかせ、それらをすべての前提となる「文化」として発展させていくか。私がスタンフォード大学でキャリアをスタートさせてから十余年、それを実践するチャンスに恵まれたことが、ブレインパフォーマンスセンターに携わることになった最大の意義でした。

先ほど述べたような「専門家、リサーチャー、アスレチックトレーナーの三者の密な連携」は、このころに始まったといえます。以来、最新の科学的知見に基づいた指導というものが、スタンフォード大学のスポーツ部のスタンダードとなってきたのです。

日本人には、もっと「上手な休息」が必要

日本は世界有数の「疲労大国」であるといわれています。会社員はかなりの割合で慢性的に疲れを感じている、世界で一、二を争うほど睡眠時間が短い――といった話をメディアで見聞きするたび、「そういえば自分も……」と、我が身を振り返っている人も多いのではないでしょうか。

疲労が著しくパフォーマンスを下げるというのは、もはやいうまでもないでしょう。それにもかかわらず、多くの人が未だに慢

PART 1

疲れない体と心を手に入れるストレス最強マネジメント

PART 2

最高の成果を出せる強いメンタルと体づくり

PROLOGUE

脳のコンディションで人生は9割決まる

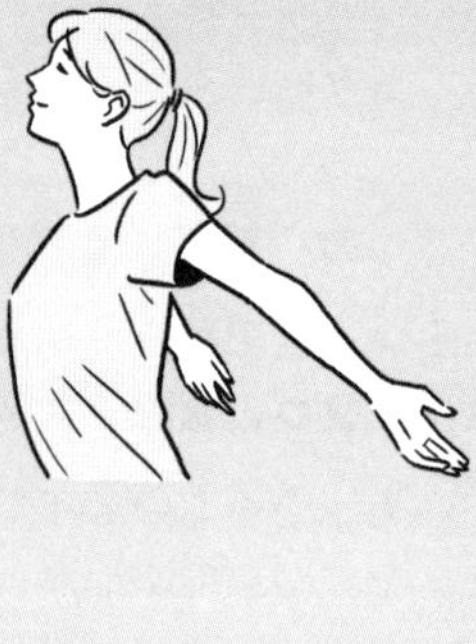

CONDITION

1 脳内物質

ストレスフリー、モチベーション……
すべては脳が決めている

脳には、「意欲的に物事に取り組むモード」を司る報酬システムと、「心身をリラックスさせるモード」を司る報酬システムが備わっている。この2つの報酬システムの「適時、切り替え」が、常にベストパフォーマンスを発揮する鍵。

脳には2つの「報酬システム」が
備わっている

成果を出すためにモチベーション高く物事に取り組む。

心身を休めて明日の活力を養う。

こうした私たちの営みは、すべて脳によってコントロールされています。

私たちの脳には2つの「報酬システム」が備わっており、そのどちらが働くかによって、がんばれたり休んだりできるのです。

言い方を変えれば、**2つの報酬システムを、ごく自然にスイッチできる人こそが、常にベストパフォーマンスを発揮する心身を保てる**ということ。やりがいや幸福感、豊かな発想力をもって物事に取り組める、といってもいいかもしれません。

能力は高くても、いつもピリピリしていては幸せを感じることも、周囲の人を幸せにすることもできないはずです。反対に、のんびりしてばかりでは何かを成し遂げることはできない、これは言うまでもありませんね。

大事なのは、「意欲的に物事に取り組むモード」と「心身をリラックスさせるモード」が、しかるべきタイミングで切り替わること。「オン」と「オフ」、「仕事」と「家庭」のスイッチといってもいいでしょう。

こうしたスイッチの切り替えを、脳科学の観点から表現すると、**「2つの報酬システムをスイッチする」**ということになるのです。

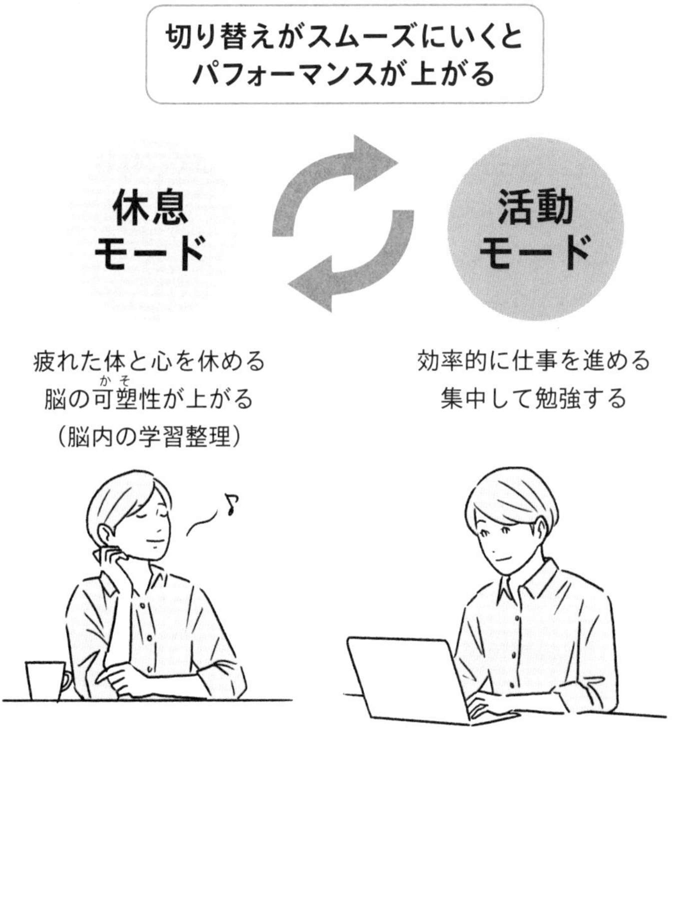

人生を充実させる2つの主役「ドーパミン」と「セロトニン」

意欲的に物事に取り組むモードの主役、「ドーパミン」は意欲を向上させ、人を目標達成へと前進させる。心身をリラックスさせるモードの主役、「セロトニン」は健やかなムード、イライラの低減のほか、睡眠、食欲などにも関わっている。

ベストの心と体は脳内物質でつくられる

人の脳に備わった2つの報酬システムには、それぞれ主役がいます。1つは「ドーパミン」、もう1つは「セロトニン」という脳内神経伝達物質です。

このことから、人を前進させるほうの報酬システムは「ドーパミン系」、休息させるほうの報酬システムは「セロトニン系」と呼ぶことにしましょう。

ドーパミンには、意欲を向上させる作用があります。脳は達成感を味わうと、もう一度その快感を味わおうとします。そこで作用するのがドーパミンです。**私たちが目標を立て、それに向かって前進し、達成し、さらに新たな目標に向かうことができるのは、ドーパミンのおかげ**なのです。

一方、セロトニンは人間の睡眠や食欲に大きな影響を与えます。また、ストレスによるイライラを軽減したり、意欲や行動力の元であるドーパミンやノルエピネフリンの暴走を抑えたりすることで心身のバランスを整えます。セロトニンが「幸せホルモン」と呼ばれるのは、そのためです。**セロトニンが不足すると、気分が**

落ち込み、やる気が出ない、ストレスが溜まる、孤独感を抱くといった状態に陥りやすくなります。

もちろん私たちの体は複雑であり、多種多様な物質の絶妙な連携プレーによって保たれています。ですから、あくまでもドーパミンとセロトニンは「ちょっと目立つ主役」くらいのもので、実際には数多《あまた》の名脇役たちの働きが不可欠だと理解してください。

ドーパミンとセロトニンの主な役割

セロトニン	ドーパミン
脳を最適な覚醒状態にする	やる気を起こす
平常心を保つ	集中力や記憶力を高める
自律神経を整える	幸福感をアップさせる
顔つきや姿勢をシャキッとさせる	ポジティブにさせる
不定愁訴（原因不明の不調）を抑える	

※「ノルエピネフリン」と「ノルアドレナリン」、「エピネフリン」と「アドレナリン」は同じ神経伝達物質／ホルモンで、日本では「ノルアドレナリン」「アドレナリン」と呼ばれることが多いのですが、アメリカでは「ノルエピネフリン」「エピネフリン」と呼びます。本書では、アメリカで活動している私にとってより馴染み深い、「ノルエピネフリン」「エピネフリン」で統一します。

CONDITION

3　脳内物質

朝起きてから夜寝るまで、
脳の報酬系はマネジメントできる

ドーパミン系報酬システムとセロトニン系報酬システムは、自分でマネジメントできる。たとえば「朝、早起きして朝日を浴びる」と、夜、ちゃんと眠くなる。これは「早起き」という行動に対してセロトニン系報酬システムが働いたということ。

幸福感や快眠は、脳が与えてくれる「ご褒美」

体内で分泌される物質は、自分で「よし、これを出そう」と思って分泌できるものではありません。ただ、**自分でふさわしい行動を選ぶことによって体内物資の分泌を促すことは可能**です。

たとえば朝日を浴びると、セロトニンが分泌されます。

セロトニンにはさまざまな働きがありますが、代表的な役割は、幸福感を生むことや、眠気を引き起こすホルモン「メラトニン」の材料となることです。

ごく簡単に説明すると、**朝日を浴びた15～17時間後、セロトニンからつくり替えられたメラトニンが、脳の「松《しょう》果《か》体《たい》」という場所から分泌されます。**すると夜の闇の中で眠気が起こって、ストンと寝つくことができるのです。

また、仕事や家事に追われて疲れ果てていても、大切な人と一緒に過ごしたり、子どもの寝顔を見たり、ペットと遊んだりすると、一気に疲労が吹き飛ぶ気がしませんか？　疲れてささくれだった心が穏やかになり、張り詰めていた感情がほぐれる。これは決して気のせいではなく、セロトニンの化学的な作用です。

もう１つ例を挙げると、**スキンシップなど深い愛情表現となる行動をとったときには、幸福を感じさせるホルモン「オキシトシン」が分泌されます。**これもセロトニン系の報酬システムの作用です。

つまり、「朝日を浴びる」「大切な人と過ごす」「子どもの寝顔を見る」「ペットと遊ぶ」「スキンシップをとる」などの行動を選ぶことで、脳はセロトニンやオキシトシンによる幸福感や、メラトニンによる入眠という「ご褒美」を与えてくれるわけです。

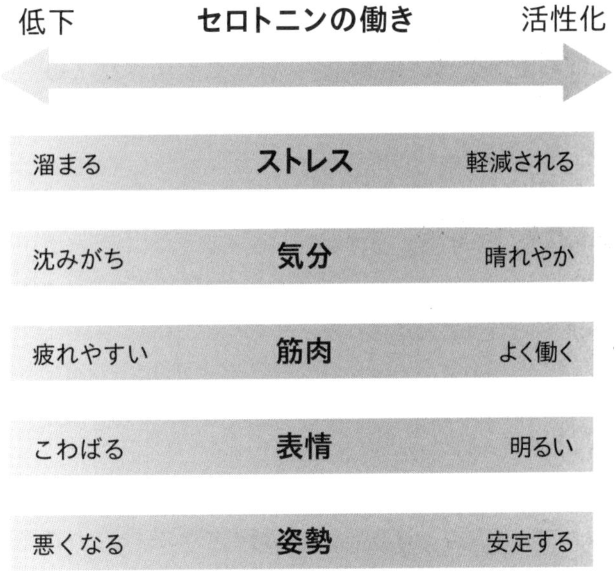

CONDITION

4 脳内物質

古来、人類がインストールしてきた「前進できるメカニズム」とは？

ドーパミンが分泌されると意欲が高まる。すると思考力、前に進む力、集中力が高まる物質もセットで分泌される。このメカニズムを古来、インストールしてきたからこそ、人間は過酷な自然界で滅びることなく進化を遂げることができた。

「ちょうどいい目標」が、やる気をかき立てる

では、もう一方の報酬システム、ドーパミン系はどうでしょう。

これも極めて簡略化した説明になりますが、大きな長期目標を定め、そこに向かって大きすぎず小さすぎない、ちょうどギリギリ手が届くくらいの短期目標をいくつか設定し、前に進む。短期の目標から次の目標に進むときに、神経伝達物質のドーパミンがちょうどいい具合に分泌され続けます。

ドーパミンが分泌されると「ノルエピネフリン」「エピネフリン」という神経伝達物質／ホルモンもセットで分泌され、「よし、やるぞ！」という心身の準備が整います。

簡単にいうと、**ドーパミンは気持ちが奮い立つよう脳を覚醒させ、ノルエピネフリンはストレスに対して脳の思考と体の覚醒を持続させようとする**、そして**エピネフリンは行動を起こせるよう体を覚醒させ、持続させる**役割をもちます。

たとえば、速く浅い呼吸を２～３分続けると体が火照ってきますよね？　これは体温が上昇したというよりエピネフリンの分泌量が増えたということなのです。

さて、ドーパミンとノルエピネフリン、エピネフリンが分泌されると、さらに「アセチルコリン」という神経伝達物質が分泌されます。すると**「何をすべきか」がはっきりし、実際に目標達成に向けて動き出すことができる**のです。

つまり、ドーパミン系の報酬システムでは「的確な目標設定」という行動を選ぶことで、脳がドーパミン、ノルエピネフリン、エピネフリン、アセチルコリンという「ご褒美」を与えてくれるというわけです。

これは古来、人類がインストールしてきたメカニズムです。飢餓を避けるために、勇気を出して危険に満ちた大自然に飛び出し、狩猟採集を行なうようになった。ドーパミン系報酬システムのおかげで、人間は過酷な自然界を相手に生きながらえてきたのです。

ドーパミンによって
モチベーションが維持される仕組み

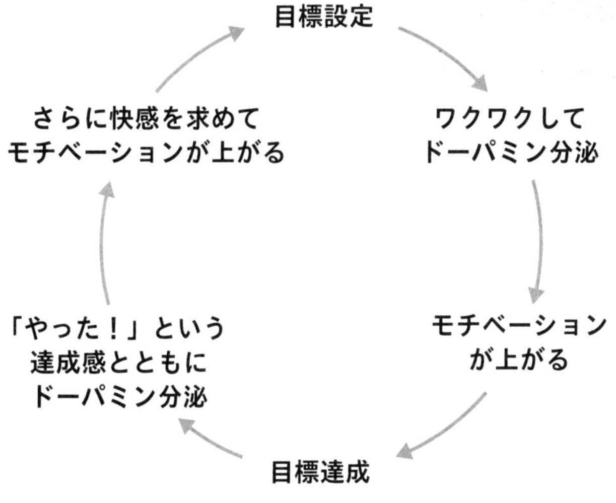

ハイパフォーマーへの道は「脳と体の仕組み」を知ることから始まる

うまくいっている人は単に「運がいい」のではない。２つの報酬システムを適切に切り替えられるからこそ、楽しみながら成果を出せる。２つの報酬系がうまく切り替わるような「行動」を選ぶことで、誰もがそんなハイパフォーマーになれる。

楽しみながら「成果を出せる人」の秘密

前項、前々項で挙げた「行動の選択」は、ほんの一例です。脳の２つの報酬システムのイメージをつかんでいただくために簡単に紹介したに過ぎません。

ここでぜひお伝えしておきたいのは、仕事でも私生活でもうまくいっている人とは、要するに、この２つの報酬システムの切り替えが上手な人である、ということです。

セロトニン系とドーパミン系は、白黒つけるようにキッパリとは分かれていません。たとえば、私生活のふとした瞬間に仕事のアイデアが浮かぶこともあれば、趣味の延長であるかのように仕事を楽しめる人も多いでしょう。

そういう人は、飽くなき好奇心や明確なビジョンがあり、常に前進している。**「なぜか運がよくてうまくいっている」のではなく、そこには「２つの報酬系の切り替えがうまくできている」という、脳科学的に説明できる根拠がある**のです。

といっても、うまくいっている人は、当然ながら「今はセロトニンを出さなくちゃ」「今はドーパミンを抑えなくちゃ」などと、意図的にホルモンや神経伝達物質を出したり引っ込めたりしているわけではありません。そんなことは誰にも不可能です。

ただ、**うまくいっている人たちは、物事の受け止め方や行動様式が、しかるべきときにドーパミン系が働き、しかるべきときにセロトニン系が働くようになっている。**だから２つの報酬系の切り替えが自然と、うまく行なわれているわけです。

ドーパミンが脳内に
しっかりチャージされた状態

モチベーションが高まる
集中力が高まる
思考力や決断力が高まる
記憶の定着が高まる
幸福感をもたらす
高いパフォーマンスが出せる……

セロトニンが脳内に
しっかりチャージされた状態

自律神経が整えられる
ポジティブな気分になる
ストレスを受け流せる
不安や恐怖が軽くなる
多幸感を高める
夜の睡眠が深まる……

行動の選択から「脳の働き方」を変えていく

ということは、こうも言えるでしょう。今、なかなか疲れがとれなかったり、やる気が出なくて成果に結びつかなかったりする人でも、**しかるべきときにドーパミン系が働くような「行動」、しかるべきときにセロトニン系が働くような「行動」を選ぶようにしていけばいい**のです。

そうすれば、２つの報酬系がうまく切り替わるようになり、公私ともに充実した、よりよい人生が送れることでしょう。

では、どのような行動を選べばいいのか。それをみなさんにお伝えし、身につけていただくことが、本書の一番の目標です。

セロトニンを分泌させるには「朝日を浴びる」だけでは不十分ですし、ドーパミンをちょうどいい具合に分泌させるには、「手の届きそうな短期目標を設ける」だけでは足りません。２つの報酬系を働かせるには、これら以外にもさまざまな行動の選択があります。

そこで本書の**PART １ではセロトニン系をオンにする方法、PART ２ではドーパミン系をオンにする方法**を紹介していきます。

セロトニン系をオンにするには

↓

疲れをとる、熟睡するなど適切な休息をとり、体のリカバリー力を強化する。

ドーパミン系をオンにするには

↓

成長するためのマインドセットや体力づくりを通じて、常に意欲的に前進できる心身を鍛える。

ある程度、体の仕組みも理解したうえで実践していただくために、多少は専門的な解説も入ってきますが、実践法自体はまったく難しいものではありません。

ぜひ、今日からでも取り入れていただき、がんばるべきときにしっかりがんばれる、そして休むべきときにしっかり休める、その結果として、常にベストパフォーマンスを発揮できる心身の土台をつくっていきましょう。

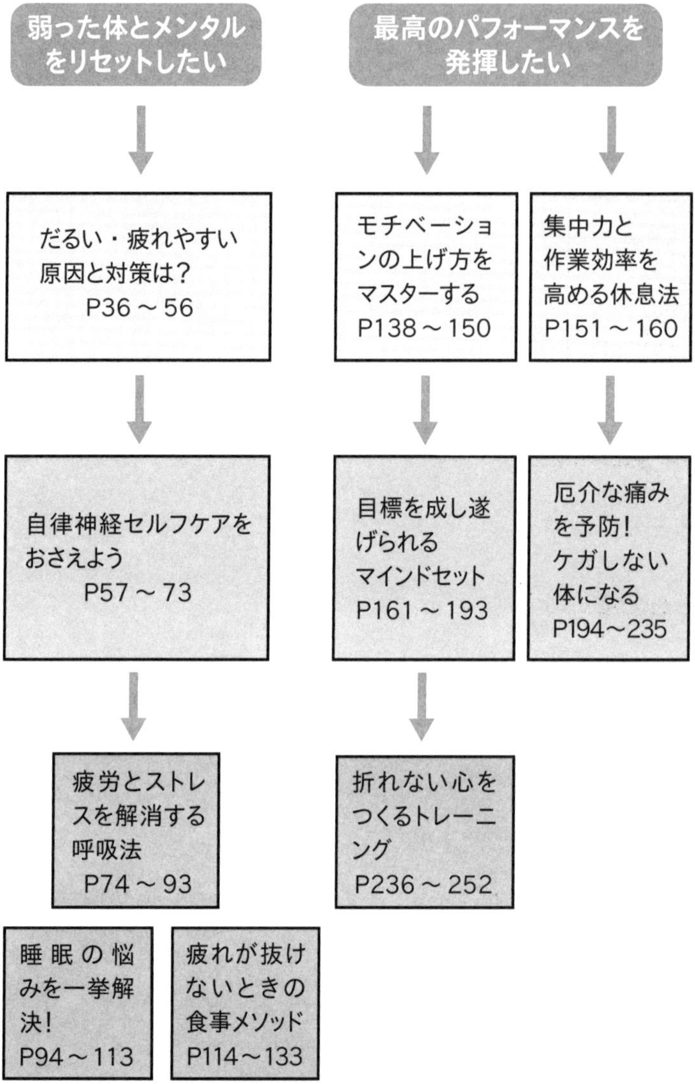
弱った体とメンタルをリセットしたい
だるい・疲れやすい原因と対策は？ P36～56
自律神経セルフケアをおさえよう P57～73
疲労とストレスを解消する呼吸法 P74～93
睡眠の悩みを一挙解決！ P94～113
疲れが抜けないときの食事メソッド P114～133
最高のパフォーマンスを発揮したい
モチベーションの上げ方をマスターする P138～150
目標を成し遂げられるマインドセット P161～193
折れない心をつくるトレーニング P236～252
集中力と作業効率を高める休息法 P151～160
厄介な痛みを予防！ケガしない体になる P194～235

PART 1

疲れない体と心を手に入れるストレス最強マネジメント

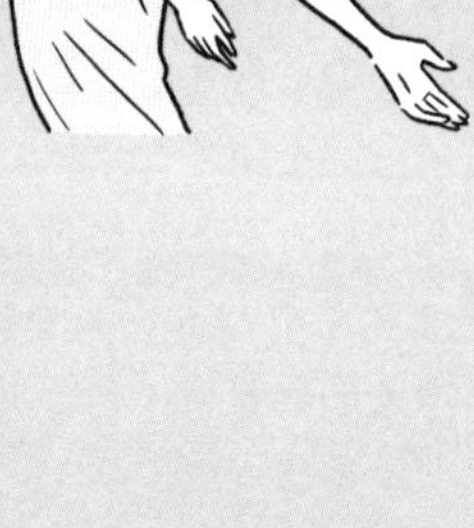

体がだるい・頭が重い・気分が沈む……
疲労の正体は「体内物質の乱れ」

人の体調は、体内で無数の物質（ホルモンや神経伝達物質）が適時かつ適量、分泌されることで維持されている。その無数の物質の分泌、作用、タイミングのバランスが長期間にわたり崩れると、「疲労」と感じる症状が表れる。

「疲労の原因物質」など存在しない？

体がだるい、頭が重い、何だか気分が沈みがちで、モチベーションが上がらない。そういうとき、人は「疲れたな」と感じますが、そもそも「疲労」の正体とは何でしょう。

「体の疲れ」「脳の疲れ」「心の疲れ」などと分けて、疲労を語ることもあるようですが、もとを正せば、脳を中心として体はすべてつながっています。

「激しい下半身の筋トレをして太ももが筋肉痛になった」といった筋肉疲労は別として、**いわゆる疲労とは、心も体も脳も、すべてが連動して生じるものと考えるべき**でしょう。

脳の疲れをとるには脳を整えればいい、体の疲れをとるには体を整えればいい、心の疲れをとるには心を整えればいいという話ではありません。すべてのバランスを整えるようにしなくては、疲労というものに根本的に対処することはできないのです。

▶人体は、多種多様なホルモンや神経伝達物質が複雑に連携して作用することで維持されている。

▶ホルモンや神経伝達物質が、どのタイミングで、どれくらい分泌されるかによって、やる気が出る／出ない、思考力が働く／働かない、体が軽い／重い、気持ちが軽い／重い、などが決まる。

体感的に「体の状態」として捉えられるものから、「頭の状態」と捉えられるもの、さらには一見、つかみどころのない「心の状態」と捉えられるものまで、すべてはホルモンと脳内神経伝達物質によって決まっています。

体内では常に複数の物質が連動して作用しているため、疲労の原因は1つではありません。そういう意味では、**よく言われる「疲労の原因物質」を1つに特定することなどできない**ともいえます。

要するに、疲労の正体は一筋縄では語れないということです。言うなれば、**疲労とは、健康を維持している複数の体内物質のバランス、特にタイミングや分泌量が崩れたときに生じる症状**と理解しておくといいでしょう。

もはや現代病の代表格。「ストレス」とはなんなのか？

ストレスでイライラしたり鬱々とした気分になったりするのは、理由のわからない心理的作用ではなく、すべて科学的に説明がつく生理的反応。脳がストレス刺激をキャッチし、臓器の活性度が上がったり下がったりすることでストレス症状が表れる。

「心理」ではなく「科学」で説明できる現象

古来、人体にはストレスに対処するためのシステムがインストールされてきました。しかし、そもそもストレスとは何なのでしょうか。

ひと言でいえば、**ストレスとは脳を覚醒、興奮させ、特定の生理反応を起こしたり、行動を促したりするもの**です。

「怒られる」「緊張する」「怖い目に遭う」「締切に追われている」といったストレスを感じると、気持ちが落ち着かず、ソワソワと体や足を動かしたりしますよね。人によっては多弁になることもあるかもしれません。

緊張するとトイレに行きたくなるとか、緊張のあまり喉が渇いたり、食欲が落ちたりするというのも、きっと誰しも思い当たるところがあるはずです。

これらはすべて体のストレス反応です。**脳がストレスを察知すると、ストレスに対処するホルモンが分泌されます。**その刺激によって、ある臓器の活性度は上がり、ある臓器の活性度は下がったりする。それが生理反応や行動の変化として表れてくるのです。

体のストレス反応

☑ **血管が収縮し、血液の流れが心臓に集中するために心拍数が上がり、手足に流れる血流が少なくなる**

→ 手足が冷たくなり、動かしづらくなる

☑ **尿をためておく膀胱の活性度が上がる**

→ トイレに行きたくなる

☑ **睡眠時はストレス刺激がほとんどなく、膀胱の活性度も低い**

→ 寝ている間は何時間もトイレに行かずに済む

☑ **唾液腺が閉鎖され、口の中が乾く**

→ 喉の渇きを感じ、水を飲みたくなる

☑ **消化器系の活性度が下がる**

→ 食欲が落ちる

☑ **有害な菌やウイルスが体内に侵入すると、呼吸が速くなったり体温が上がったりする**

→ 免疫システムが作動し、免疫細胞が外敵を撃退する

一事が万事で、ストレス下での心身の反応は、すべて体内で分泌される神経伝達物質やホルモンが作用した結果です。

ストレスから生じる生理反応や行動の変化は、捉えどころのない「心理的なもの」として語られがちですが、実は、**すべて科学的に説明可能**というわけです。

RECOVERY

3 疲労とストレス

心身のストレス耐性は「3つのホルモン」が担っている

ストレスに対処する主役ホルモンは「ノルエピネフリン」「エピネフリン」「コルチゾール」の３つ。すべて副腎にくっついている器官から分泌されるため、副腎が疲れるとストレスに対処できなくなってしまう。

ストレス対処の要は「副腎」にあり

ストレスに対処するホルモンの代表格は３つあります。

まず１つめは、ドーパミンから合成される**「ノルエピネフリン」**。危機や不安、恐怖、怒りを感じたときに副腎髄質《ふくじんずいしつ》から分泌されます。また、**ノルエピネフリンは神経伝達物質として脳に作用し、体を活動に適した状態に調整します。**

もう少し詳しく説明すると、ノルエピネフリンは脳の活動に強く影響し、たとえば、脳が覚醒状態になって感覚が鋭くなったり、集中力や注意力、記憶力が上がったりします。

緊張するとイライラしたり、誰も気にしないような細かなことがひっかかったりしますよね。適度な緊張は注意力が高まるなどのよい効果をもたらしますが、過度に緊張すると相手に不快感を与えるようなオーラが出てしまいます。

２つめは、ノルエピネフリンから合成される**「エピネフリン」**。エピネフリンはノルエピネフリンと同様、危機や不安、恐怖、怒りの感情が生じると副腎髄質から分泌されます。

エピネフリンが分泌されると、血管の収縮、血圧の上昇、心拍

数の増加などが起こります。緊張すると手が冷たくなったり、胸がドキドキしたりしますが、これはまさに、手指の末梢血管の血流量を減らしたり、心拍数を増やしたりといった、エピネフリン分泌による体の反応です。さまざまなストレスにさらされたときに反応し、対抗できるよう身体の態勢が整えられるのは、エピネフリンのおかげです。

そして3つめは、**「コルチゾール」**。エピネフリンやノルエピネフリンは副腎髄質から分泌されますが、コルチゾールは副腎皮質から分泌されます。**コルチゾールは脳がストレスの刺激に反応すると連鎖的に分泌され、ストレスに対処できるように脳と体を調整します。**

このように、**副腎（副腎髄質・副腎皮質）はストレスに対処するうえで非常に重要な役割を果たす臓器**です。その副腎が疲労して機能低下を起こす「副腎疲労」の状態になると、ホルモン分泌が滞り、倦怠《けんたい》感や無気力などが生じます。

ストレス対処の主要ホルモン

1　ノルエピネフリン（副腎髄質ホルモン）
神経伝達物質として脳に作用し、心身を奮い立たせたり、注意力や集中力を高めたりする

2　エピネフリン（副腎髄質ホルモン）
心拍数や血圧を上げて血流をよくする、痛覚を麻痺させるなどの指令を各臓器に出す

3　コルチゾール（副腎皮質ホルモン）
脳がストレス刺激をキャッチし、副腎皮質に刺激を送ると分泌される。ストレスに対処できるように脳と体を調整する

※ストレス対処ホルモンには、血圧を上げたり、呼吸回数を増やしたりする作用があるため、慢性的な高血圧や過呼吸症の人は、極度の緊張状態にならないように注意が必要です。

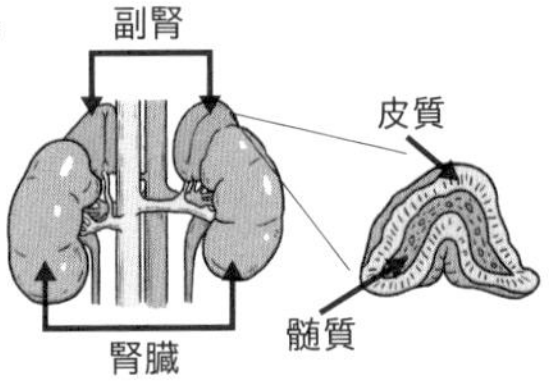

体の緊急事態に備える「ホルモンのリレー」とは？

ストレス刺激が加わると、脳の視床下部から脳下垂体へ、脳下垂体から副腎へとホルモンの受け渡しが行なわれる。この絶妙な連携プレーの結果、ストレス対処ホルモンが分泌されることで、私たちはストレスに対抗できる。

「ストレス対処ホルモン」が分泌されるまで

私たちの体内では数々の神経伝達物質やホルモンが絶妙に連携して、心身を健やかに保つように働いてくれています。

ストレス対処ホルモン、コルチゾールの分泌も、「ストレス→コルチゾール分泌」といった単純なものではありません。ストレスが加わるたび、体内では、次のような**「ホルモンのリレー」**が行なわれているのです。

まず、脳がストレスの刺激をキャッチすると、脳の「視床下部」という部位からCRF（CRH）というホルモンが分泌されます。

CRF（CRH）とは「副腎皮質刺激ホルモン放出因子（ホルモン）」、つまり、「『副腎皮質を刺激するホルモン』が放出されるように刺激するホルモン」であり、その刺激は「脳下垂体」に伝わります。

すると脳下垂体からはACTHという副腎皮質刺激ホルモンが分泌され、その刺激が「副腎皮質」に伝わります。そして副腎皮質からはコルチゾールが分泌され、ストレスに対処するように脳と体を整える。まさに「リレー」のようではないでしょうか。

いってみれば**「第一走者」のCRF（CRH）が視床下部から脳**

下垂体まで走ると、今度は「第2走者」のACTHが脳下垂体から副腎皮質まで走り、さらに副腎皮質から分泌される「第3走者」のコルチゾールがストレスに対処するというゴールに行き着くということです。

コルチゾールが分泌される「ホルモンのリレー」

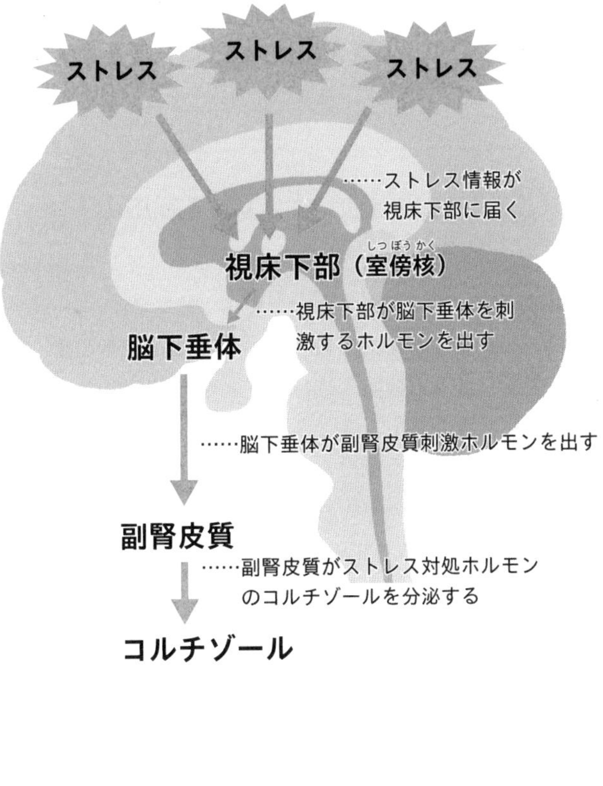

RECOVERY

5 疲労とストレス

ストレスを受けたとき、それが成長につながることもある

ストレスといっても、悪いものばかりではない。中には「人を前進させる、いいストレス」もある。たとえば大事な場面で気分が高揚するのも、空腹を満たすために行動を起こすのも、ストレス反応の１つ。いいストレスがなければ、人は成長も成功もできない。

「ここぞ！」の気合いもストレス反応の1つ

ストレスというと、物事がうまくいかないストレスや人間関係のストレスなどが頭に浮かぶかもしれません。

しかし、たとえば**未知のものを理解しようとするとき、新しいスキルを習得しようとするとき、何かに挑戦しようとするときに感じるのも、一種のストレス**です。

スポーツ選手は、試合前になると興奮して心拍数や呼吸数が上がります。みなさんも大事なプレゼンや商談、あるいは試験などの前には、「よし、やるぞ！」と気合いが入りませんか？

また、「緊張の糸が切れる」というように、大きなイベントが終わってホッとしたとたんに体調を崩してしまうというのも、よくある話でしょう。このように、**「ここぞ」という場面に向けて心身を奮い立たせるという、いいストレス状態もある**のです。

つまりストレスとは、人を覚醒させ、心身に力をみなぎらせて前進させる推進力となるもの。ストレスは「よりよい状態になるための行動」を促すものでもあるということです。

もっと生理的なストレスを挙げれば、空腹です。お腹が空いたら、お腹を満たすための行動を起こしますよね。やはり、ストレスによって行動を促されています。

要するに、**ストレスはゼロにすることはできないし、ゼロにするべきものでもない。**そもそも悪いものでもありません。

だからこそ私たちの体は、ストレス対処ホルモンを分泌して、ストレス下でも行動を起こせるようにつくられているのです。生きていくため、前進するために、どうしても必要な機能だから、もともと備わっているというわけです。

人を前進させる「いいストレス」

- **試合、プレゼン、商談、試験など、目標をもち、挑戦するときに感じる適度なプレッシャー**

→「やるぞ!」と気合いが入り、心拍数や呼吸数が上がる

- **「お腹が空く」など、日常的に感じる小さな変化（刺激）**

→レストランに出かける、食材を買って料理をするなど、エネルギーが高まる

心身のバランスを崩す「悪いストレス」

- **「やりたくない。でも、やらなくてはいけない」と自分を追い込むような状況**

- **「不当にやらされている」「自分には絶対無理だ」と感じながら、耐えている状況**

→心身が悲鳴をあげ、腹痛や胃痛、不眠など、さまざまな症状となって表れる

RECOVERY

6 疲労とストレス

緊張とリラックスの「ちょうどいい揺らぎ」をつくる

なぜライオンは獲物を仕留められるのか？　なぜ絶好調のバッターは「ボールが止まって見える」のか？　リラックスして全体を見渡すタイミング、緊張が高まって一気に集中するタイミング、これらの連携がベスト・パフォーマンスを生む。

ストレスは必ずしも敵ではない

もし何もストレスがなかったら、人は自分の体や能力を鍛えることも、集中して物事に取り組むことも、目標を定めて向かっていくこともできないでしょう。

仮にストレスを「いいストレス」と「悪いストレス」とに分けるとしたら、たとえばパワハラ上司に苦しめられている、睡眠不足が続いている、食生活や生活リズムが乱れているなどの慢性的なストレスは、克服すべき悪いストレスです。

一方、人を前進させるストレスは、紛れもなく、いいストレスといえます。

それでも、ストレス状態ばかりが続くのはよくありません。大切なのは、**自分を前進させるストレスがありながらも、リラックスして取り組んでいる、というバランス**です。

なぜ絶好調のバッターは「ボールが止まって見える」のか

たとえば、ライオンの目の瞳孔は、ガゼルの群れを物色しているときには小さくなります。これは一点にフォーカスせずに全体を見渡している状態です。

しかし、ひとたび1頭にターゲットを定め、追いかけるときはワーッと瞳孔が大きくなります。これは一点にフォーカスしている状態です。

このように全体を見渡すリラックス状態と、獲物を追いかける緊張状態がうまく連携していないと、ライオンは獲物を仕留めることができないのです。

猫を飼っている人ならば、大好きなおもちゃに集中しているとき、猫の瞳孔が大きく真ん丸になっているのを見たことがあるでしょう。

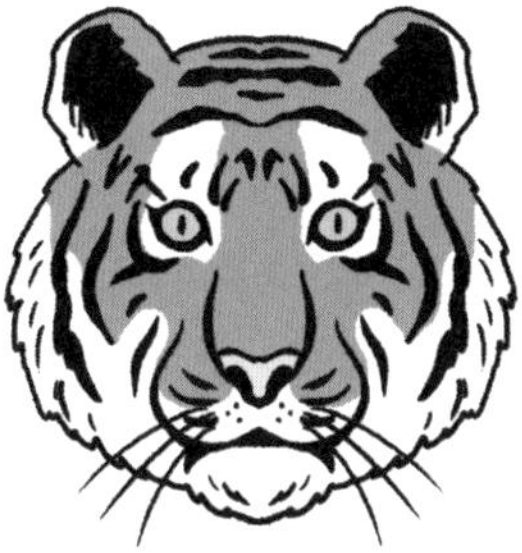

リラックス状態（デフォルト）

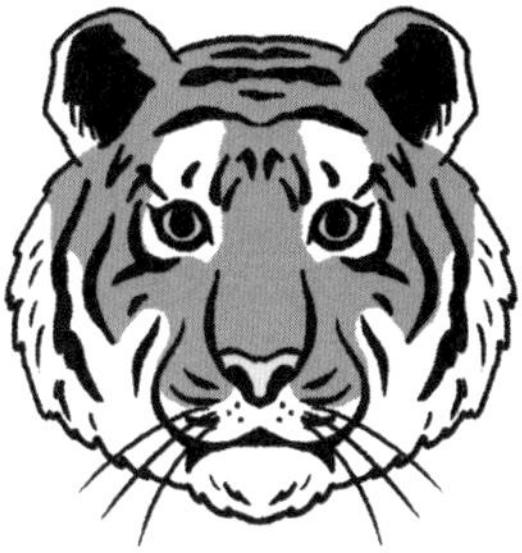

集中状態（興味、驚き）

人間も動物ですから、ライオンや猫と同じです。

バッターボックスに立つ前のバッターは、野手がどのへんにいるか、自軍のランナーはどういう体勢をとっているか、あるいはコーチはどんなサインを出しているのかなど､全体を見渡します。でも、バッターボックスに入り、ピッチャーが振りかぶった瞬間からはボールの一点に集中します。

よく、絶好調のときのバッターは「ボールの縫い目」まで見える、あるいは「ボールが止まって見える」なんて表現することがありますよね。**一点に集中するという緊張状態は、普段、眠っているポテンシャルを引き出す可能性がある**のです。

緊張状態とリラックス状態では、見えている像が違う

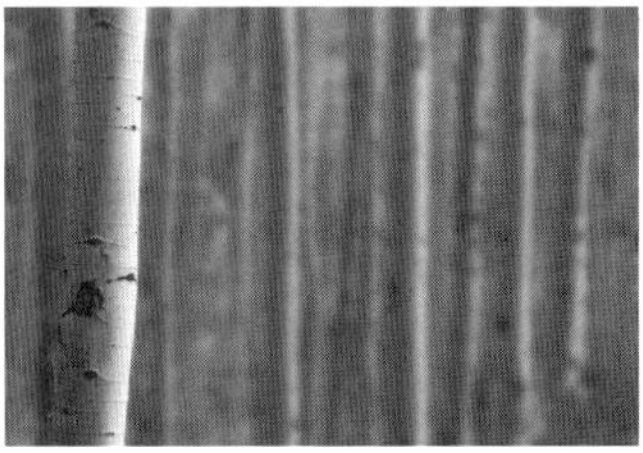

緊張状態

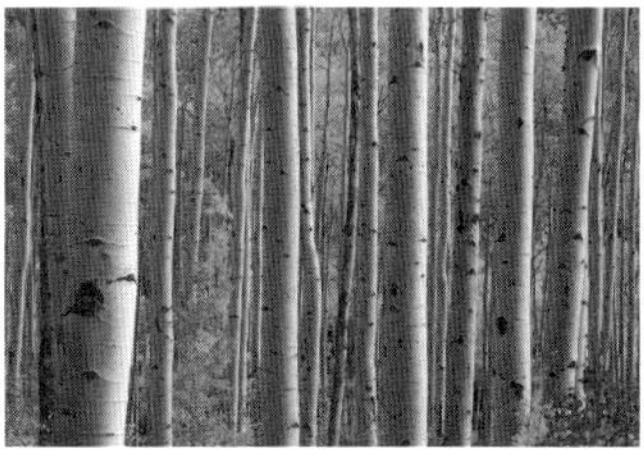

リラックス状態

これは視覚だけでなく、聴覚など他の感覚にもいえることです。リラックスしているときは、周囲のあちこちから、いろいろな音が聞こえてきます。でも一点に集中して耳を澄ますと、聞こうとしている音しか聞こえなくなりますね。

さらに集中すると、いっさいの雑音が消えて自分だけの世界に入ります。何かに没頭しているときに声をかけられてもまったく耳に入らない、というのは、まさにその状態です。

みなさんにも、仕事や習い事などにグッと集中して成果を出したいタイミングがあるはずです。そんなときに、「やるぞ！」という緊張感、ストレスだけでなく、同時にリラックスしながら取り組めるようにするためには、たとえば、集中したあとは適当に休息を入れる。こうして**緊張とリラックスのバランスを整えるほどに、自分本来の力を発揮し、大きな成果につなげることができる**というわけです。

ホメオスタシスとアロスタシス

私たちの体には、もともと「ホメオスタシス」という機能が備わっています。

心拍数や体温、血糖値、ホルモン分泌、睡眠など、生命維持に欠かせない機能が外的ストレスによって崩れそうになると、体は抵抗し、崩れても元に戻そうとする生理作用が働きます。それがホメオスタシスです。そのおかげで私たちの体の生体リズムは一定に保たれ、健康が維持されているのです。

一方、私たちの体には、外的ストレスに合わせて変化するという機能も備わっています。これを「アロスタシス」と呼びます。

たとえば筋トレを習慣にすると、当初は持ち上げられなかったウェイトのバーベル（ダンベル）を上げられるようになる。あるいはジョギングを習慣にすると、当初は2km も走れなかったものが余裕で5km 走れるようになる。このようにストレスに慣れ、体力や持久力がつくのはアロスタシスのなせる業《わざ》です。

ただし、アロスタシスで重要なのは「徐々に」という点であり、いきなり強すぎる外的ストレスが加わると、心身に無理が生じます。運動経験のない人が、急に筋トレをがんばったら体を痛めてしまった、などはその典型例ですね。これは現代社会においてどう生きるのか、にもいえることです。

目まぐるしく環境が変化し、スピードが求められるなど、**外的ストレスが絶えない中で大切なのは、科学に対する理解を通じて、徐々に自分をポジティブに変えようとする意志の力**なのです。

「慢性的なストレス」が人生に破壊的な状況を生み出す

健康を脅《おびや》かす最大の敵は「過度なストレス状態」が「常に」あること。ストレスがあっても大丈夫なのは「内側の世界」と「外側の世界」の調和がとれているから。過度のストレスが常にあることで、この調和が崩れると心身の不調が表れ始める。

自分の外側と内側の「世界の調和」が崩れるとき

ストレスは日常的にあるものですが、それにきちんと対処できている限りは問題ありません。ストレスを感知してはストレスに対処する。このサイクルが回っている限り、自分の外側の世界と内側の世界の調和がとれています。

しかし、こうした天然のストレス対処システムにも限界があります。限界値に個人差はありますが、過剰なストレス刺激が、しかも長期間にわたって常に加わるようになると、徐々に自分の外側の世界と内側の世界の調和が崩れてきます。体のストレス対処システムが追いつかなくなってしまうのです。

こうして、**ストレスに対する抵抗力が低下すると、まず不眠、臓器の不調、頭痛、調子が上がらないなどの初期症状が表れ、やがて不安、落ち込み、緊張、無気力、集中力や思考力の低下、怒りっぽくなる、人と話したくない、などの症状にも発展**します。

コルチゾールは、高すぎても低すぎても問題

たとえば、ストレス対処ホルモンの1つ、コルチゾールは、ス

トレスを感じると高くなり、ストレスを感じなくなると低くなるというのが正常な反応です。ところが常に過度のストレスを感じていると、副腎皮質が絶えず大量のコルチゾールを分泌することになります。「ストレスがあり、対処する」という緊張・興奮状態が続き、心身が休まる間がありません。

コルチゾールレベルが高すぎる

- 心身の緊張・興奮状態が続いており、睡眠障害などが起こる。
- コルチゾールには血糖値を上げる作用もあるため、高血糖からくる血流悪化、動脈硬化、糖尿病のリスクが高くなる。

コルチゾールレベルが低すぎる

- 「ストレスが少ない」のではなく、「ストレスがあるのにコルチゾール不足のために対処しきれていない」ということ。
- 長期のストレス状態に置かれると、他のストレス対処ホルモン、ノルエピネフリンやエピネフリンの分泌も基本的には下がる。
- コルチゾールには血糖値を上げる作用もあるため、コルチゾールレベルが低いと低血糖症になる危険が高くなる。
- 朝、起きられない、エネルギー不足を感じる、手足が震える、免疫力が低下して風邪を引きやすくなる、倦怠感、意欲減退、不安、緊張、無気力、判断力低下などが生じる。
- 夜間低血糖のために熟睡できず、就寝後に何度も目が覚める、眠りが浅い、朝も疲労感が残っている。

慢性的なストレスがあると、スイッチをオフにしなくてはいけないときにも、オンの状態が続いてしまう。すると、さらに悪循環に陥ります。絶えずコルチゾールを分泌していると、副腎皮質は過労気味になります。**疲れ果てた副腎は、やがて、ストレス刺**

激があってもコルチゾールを分泌できなくなっていくのです。

ストレスはあるのに、ストレスに対処してくれるホルモンが足りない。私たちはコルチゾールのおかげで、さまざまなストレスがあっても元気に活動できます。それが不足してしまったら、気力も体力もダウンしてしまいます。

体の健康のみならず、生産性も損なわれる

ストレスを感じる状態で仕事や勉強、子育てなどをしていると、新しいことを考えたりするクリエイティビティが衰えることがわかっています。それればかりか日々のルーティンですら能率が落ちてしまう。**普段なら１時間で済む仕事が３時間かかっても終わらないなど、慢性ストレスは人間の生産性を著しく下げる**のです。

さまざまなストレス要因に囲まれている私たちの最大の課題は、こうした事態に陥らないようにすること。つまり、体に備わったストレス対処システムが限界を迎えるようなことにならないために、うまく心身を休ませる。物事に追われるだけでなく、時には自分と向き合う。忙しい日々の中でも、そういう習慣をもつことが大切です。

慢性ストレスを避けるコツ

- 1 日のうち一定の時間は穏やかに過ごす、食生活を正す
- ストレス要因から自分を遠ざける
- 自分がどのような人間なのかを知る

（例）自分に厳しすぎる完璧主義者ではないか？
人に多くを求め、期待しすぎることでストレスを増大させてはいないか？
常に人と自分を比べたり、不安や焦燥感に苛《さいな》まれたりしてはいないか？

RECOVERY

8 疲労とストレス

心拍の「わずかな揺らぎ」で心身の健康度を測る

自分の体はどれくらい疲れているだろうか？　ストレス状態の程度は？　「心拍変動」は「自律神経の働き具合」を示す唯一の客観的データ。この新しい指標を用いれば、今までは自分の感覚で捉えるしかなかった心身の状態を数値的に観察できる。

「自律神経の働き具合」を示す、唯一の客観的データ

最近では、Apple Watch や Fitbit などに**「心拍変動（Heart Rate Variability：HRV）」**が表示されるようになりました。まだ日本ではあまり知られていないようですが、今後数年以内に、心身の健康度（疲労度）を測る新しい指標として注目されるようになると思います。

まず簡単に説明すると、**心拍変動とは「自律神経の副交感神経の働き具合」を示す唯一の客観的データ**です。私が健康管理を担当しているスタンフォード大学の競泳選手にも、数年前から、心拍変動を測定できるデバイスを装着させ、健康管理に役立てています。

私が選手につけさせている HRV の装置は睡眠のパターンや自律神経の働き具合などが表示できるものですが、一般の人の場合は Apple Watch や Fitbit などに表示される **HRV の数字を追うだけでもいい**と思います。

体内では絶えずさまざまな物質が分泌されており、それらの絶妙な連携プレーによって私たちの体は維持されています。

体内の物質たちが正常に分泌され、正常に作用しているときは心身ともに健やかです。その逆もまた然りです。健康も不健康も、疲労も元気も、非常に複雑な体の仕組みによってもたらされるものなのです。

ここで自律神経について触れておきましょう。自律神経には、**緊張状態をつくる「交感神経」と、リラックス状態をつくる「副交感神経」**があります。

たとえば日中、集中して物事に取り組むときには交感神経が優位になり、夜、ぐっすり眠るときには副交感神経が優位になる。このように**交感神経と副交感神経がバランスよく、ふさわしいタイミングで優位に働く体は「健康」**といえます。

自律神経は、まさに健康の要《かなめ》。この自律神経の働き方もまた、さまざまな体内物質と綿密に連動しています。「疲労」を例にとれば、体内物質が正常に分泌、作用せず、自律神経のバランスが崩れたときに疲労が起こるということです。

Apple Watch で心拍変動をチェック

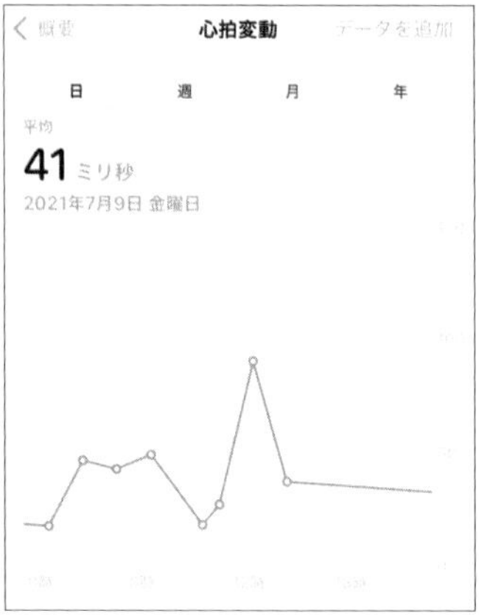

iPhone「ヘルスケア」アプリ内に「心拍変動」という項目があり、Apple Watch で測定された数値と同期されるようになっています。

脳の働き、ホルモンの作用……すべては「心拍」に影響する

さて、かくも複雑な人体ですが、では、私たちは自分の体の疲労度をどう把握したらいいでしょうか。

「何だか疲れたな」という自分の感覚だけでなく、何かしら客観的な目安があったら、ありがちな「無自覚の疲れ」などにも早めに対処することができるでしょう。

そこで役立つのが「心拍変動」なのです。心臓はドクン、ドクンと休むことなく脈動していますが、健康な体は、心拍と心拍の間が一定ではなく、ミリ秒単位でわずかに変動しています。

規則的に見える心拍が、微妙に揺らいでいるというのは意外な話かもしれませんね。では、その揺らぎを生じさせている要因は何でしょうか。

少し専門的な話になりますが、私たちの体では、「呼吸性洞性不整脈」（RSA = Respiratory Sinus Arrhythmia）という現象が絶えず起こっています。

呼吸性洞性不整脈とは、息を吸う際は交感神経優位で心拍が上がり、息を吐く際は副交感神経優位で心拍が下がる、というもの。不整脈といっても、病的な症状ではなく、呼吸に伴って起こる自然現象の1つです。これが、健康体の呼吸の際に起こる「心拍の揺らぎ」の一因です。

そんな**「心拍の揺らぎ」を数値化した心拍変動が、体の状態の指標となる**のです。なぜかというと、体を維持しているホルモンや神経伝達物質は、脳との連携で自律神経、さらには心臓に影響を与え、心拍変動として数値に表れるからです。

「心拍の揺らぎ」というたった1つの数値が、自律神経に支配されている数々の体内活動の内容や質を反映しているといっても

いいでしょう。心拍変動を通じて、私たちは間接的に自分の体の状態を窺《うかが》い知ることができるというわけです。

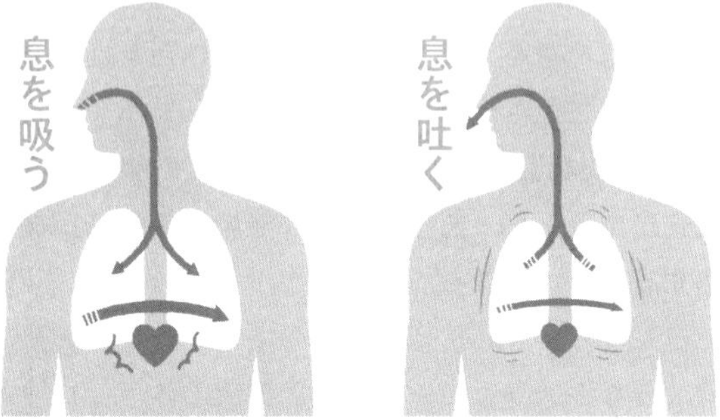

→肺の酸素濃度が高くなる。
心拍が上がり血流もアップ。

→肺の酸素濃度が低くなる。
心拍が下がり血流もダウン。
心臓が疲労回復をはかる。

心拍が揺らぐイメージ

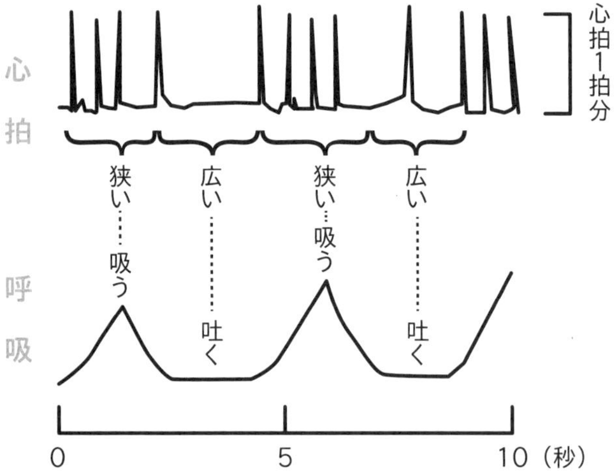

心拍は、息を吸ったときに若干ペースアップし、吐いたときにペースダウンする。

RECOVERY

9 自律神経

一時的な睡眠不足か？　慢性疲労か？「心拍変動」で自己診断する

「心拍変動」は、数値が低いと交感神経優位、数値が高いと副交感神経優位を示す。まずは２週間、心拍変動の推移を観察し、自分の「ベースライン」を把握すること。その後は、ベースラインを上回っているか、下回っているかで心身の状態を把握できる。

心拍変動がベースラインを下回ったら要注意

心拍変動は、**数値が高いほど副交感神経が優位になっている**とみなします。

いわゆる「正常値」や「標準値」を設けるのは難しいのですが、２週間ほど測定データが蓄積されれば、自分の心拍変動のベースラインが見えてくるでしょう。

ベースラインがわかると、同じような寝起きの疲労感でも、単なる一時的な寝不足なのか、慢性化し生活習慣から見直して対処すべき深い疲労なのかを推定できるようになります。

睡眠時間の長短にかかわらず、ベースラインを下回ることが多ければ、交感神経が優位に働きすぎていると考えられます。たとえ自覚はなくても心身は十分な休息をとれずに疲れており、やや不健康に傾いている可能性が高いのです。

自律神経は、交感神経と副交感神経のバランスがとれていることが大切です。ただし、このストレス社会に生きる私たちの多くは、交感神経が過剰に優位になりがちと考えられます。

したがって、**心拍変動がベースラインを下回ることが多いときは、特に注意が必要**です。本書でご紹介する方法も参考にして生活習慣を見直すなど、副交感神経が正常に働く体の土台をつくっていきましょう。

単なる寝不足か？　深刻な疲労か？

- **睡眠時間：短め**
- **目覚めたときの状態：疲れを感じる**
- **心拍変動：ベースラインと同等か、上回っている**

→一時的な寝不足の可能性が高い。自律神経は正常に働いており、ただ、心身が十分に休まらないうちに無理やり起こされただけ。翌日、十分な睡眠時間を確保すれば、疲労は解消するはず。

- **睡眠時間：7時間以上**
- **目覚めたときの状態：疲れを感じる**
- **心拍変動：ベースラインを下回っている**

→慢性ストレス状態などによる深刻な疲労が疑われる。生活習慣から見直して自律神経バランスを整え、良質な睡眠が得られるようにしていく必要がある。

RECOVERY

10 自律神経

「自律神経はどんなことをしているか」をざっくりと理解しておこう

私たちの体には「双方向のハイウェイ」がある――脳と内臓の間では、情報や指令が自律神経（ハイウェイ）を通って常に行き来している。この自律神経の働きが、体内の内臓機能、外的刺激に対する感情の動きや行動を決めている。

脳と臓器をつなぐ「2ウェイ・ハイウェイ」

自律神経は脳から脊髄、脊髄から体中に張り巡らされた巨大な神経ネットワークであり、もともと体に組み込まれている「生命維持の仕組み」です。

ご存じのように、脳は硬い頭蓋骨に守られ、暗く閉ざされた場所にあります。その脳に情報を送っているのが、いわば脳の「出先機関」である目や耳、鼻、舌、皮膚ですね。これらがキャッチする５種の感覚を通じて、脳は外界の情報を得ているわけです。

五感がキャッチした刺激は素早く脳に送られ、そして脳から自律神経を通じ、素早く各臓器に伝達されます。これは一方通行ではなく、脳→自律神経→各臓器、各臓器→自律神経→脳というように双方向に行き来しています。脳を「首都」、各臓器を「都市」とすれば、自律神経は脳と各臓器をつなぐ双方向のハイウェイのようなもの、といったらイメージしやすいでしょうか。

自律神経には、緊張状態をつくる交感神経と、リラックス状態をつくる副交感神経があります。首からお尻まで連なっている脊椎のうち、交感神経は胸から腰、副交感神経は首とお尻のあたりの脊椎から延び、心臓や肺、胃、肝臓、腸などの各臓器、各器官へとつながっています。

交感神経と副交感神経のハイウェイ

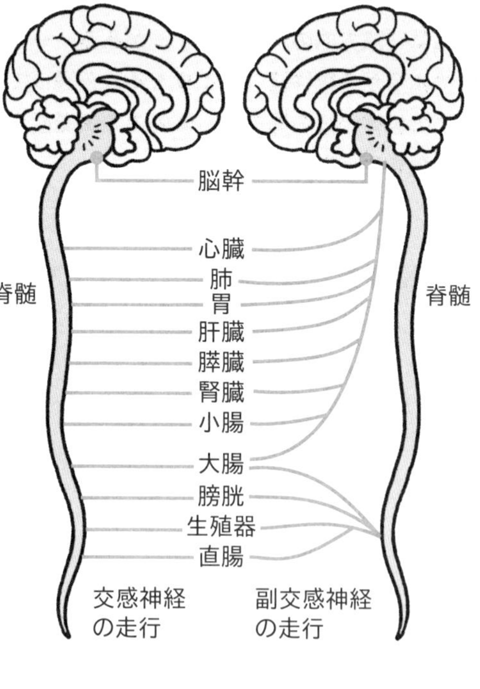

「戦うか、逃げるか？」「休んで消化するか？」

そんな自律神経が何をしているのかというと、ひと言で表現すれば、「生命を維持するためのすべて」を取り仕切っています。

外界の刺激を受けたときに、交感神経がまず行なうのは「ファイト・オア・フライト（戦うか、逃げるか）」の判断です。

自然界で敵と遭遇したときに、戦うか、それとも逃げるかを一瞬で判断しなくては、命を落としかねません。戦闘と逃走は相反するものと思うかもしれませんが、緊急事態に瞬時に対応するという点では、同じ神経の働きなのです。

一方の**副交感神経が司るのは、「レスト・アンド・ダイジェスト（休んで消化する）」**。命を守るための緊急行動を司る交感神経とは打って変わって、ゆったりした日常的な体内機能を支配しているのが副交感神経というわけです。

たとえば、交感神経が優位になると心臓が速く脈動し、副交感神経が優位になると心臓がゆっくり脈動します。

体内では、交感神経と副交感神経の指揮の下、今見てきたような行動の選択、緊張と緩和の行き来、ホルモンの分泌などが常に起こっています。

つまり、脳と自律神経という指揮系統の下、膨大な情報が瞬時に処理され、次の反応が決定されている。**生命維持のための内臓機能のみならず、何を感じ、どう行動するかという私たちの情動ですらも、自律神経がどう働くかによって決められている**のです。

戦うか逃げるか（fight or flight）	**休んで消化するか（rest and digest）**
交感神経系はエネルギーを消費する変化をもたらす	副交感神経系はエネルギーを確保する変化をもたらす
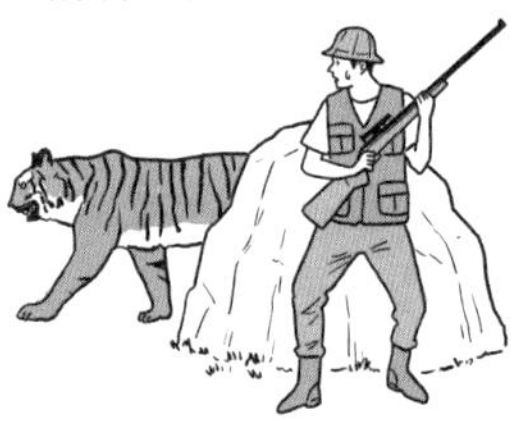	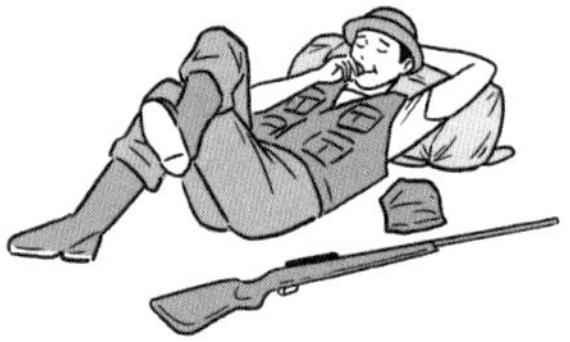
・瞳孔が大きくなる ・涙が出ない ・唾液が少ない ・胃腸の動きが抑制される ・心拍が速い ・血圧が高くなる	・瞳孔が小さくなる ・涙が出る ・唾液が多い ・胃腸の動きが活発になる ・心拍が遅い ・血圧が低くなる

RECOVERY

11 自律神経

自律神経に働きかけ、「覚醒」と「鎮静」をチューニングする

体内の機能は「自分ではコントロール不能なもの」とされてきた常識が、近年、覆《くつがえ》されつつある。自律神経にアプローチすることで、全部で９段階ある意識レベルのうち「覚醒」と「鎮静」の揺らぎを調整し、パフォーマンス力を上げることができる。

全自動で動く臓器は、コントロール不可能なのか？

心臓を動かす、呼吸をする、消化器系の臓器を動かして食べものを消化・吸収するなどは、私たちが「こうしよう」という意思をもってできるものではありませんね。

自律神経は、こうしたさまざまな体内活動が正常に行なわれるように各臓器を支配しています。まさにその名のとおり、自律神経は「自律的に働く神経」、いわば**生命を維持する「フルオートマチック・システム」**です。

そのため、「自律神経に支配されている各臓器・器官は自分の力ではいっさいコントロール不可能なもの」というのが医学界の常識でした。ところが近年、その**常識が覆されつつある**のです。

内臓を意図的に動かしたり止めたりすることはできなくとも、「動き方」をコントロールすることはできる。そんな研究が数多く進められています。車のスピードはアクセルとブレーキへの少しの加減で、より速くもなれば、より遅くもなるというようなイメージです。

たとえば、心拍が上がると交感神経が優位になるのですが、逆

に交感神経が優位になるような呼吸をすると、心拍を上げることができる、という具合です。

自律神経は「脳と臓器をつなぐ双方向のハイウェイ」です。**心拍→交感神経の一方通行ではないから、交感神経→心拍という方向の作用を起こすことも可能**なのです。

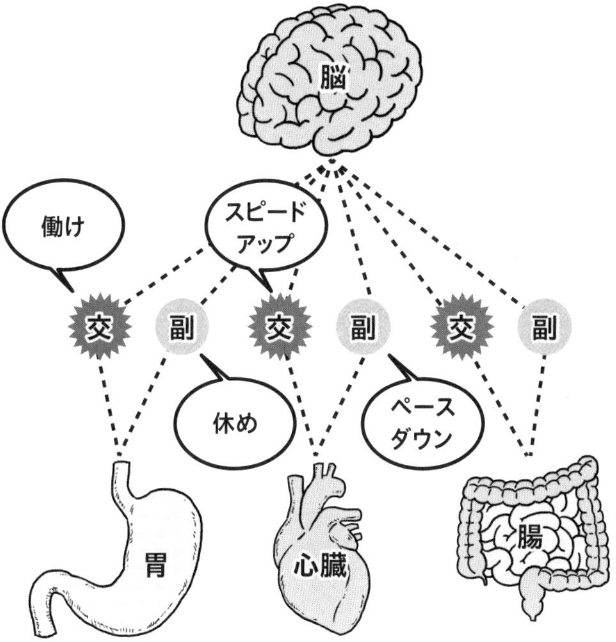

9つの意識レベルの「ちょうどいいところ」とは？

つまり自律神経に働きかける行動を選ぶことで、各臓器・器官の働きをコントロールできるということ。私が勤務するスタンフォード大学でも、それを示す有力なリサーチやスタディがいくつも出されています。

中でも重要なのは、**自律神経に働きかけることで「覚醒」と「鎮静」をチューニングできる**ことです。

人の意識レベルは、大きく「パニック」「慢性ストレス」「一時的ストレス」「覚醒」「落ち着き」「休息」「倦怠」「無気力」「うつ」の９つに分けられます。

自律神経でいうと、交感神経が過剰に優位な状態が「慢性ストレス」～「パニック」、副交感神経が過剰に優位な状態が「無気力」～「うつ」です。

パニック状態でもうつ状態でも、何も手につきませんね。つまり、意識がはっきりして物事に集中できる「覚醒」状態と、心からリラックスしている「落ち着き」状態の間を、適時、振り子のように揺れ動くことが理想的です。

特に「覚醒しながらも落ち着いている」というように、自律神経が調和して働いているとき、人のパフォーマンス力はもっとも上がるといえます。

以下にご紹介する、**自律神経に働きかける方法を身につけると、交感神経と副交感神経の働き具合を自分でチューニングし、常にベストパフォーマンスを発揮できる心身へと整えていける**でしょう。

9つの意識レベル

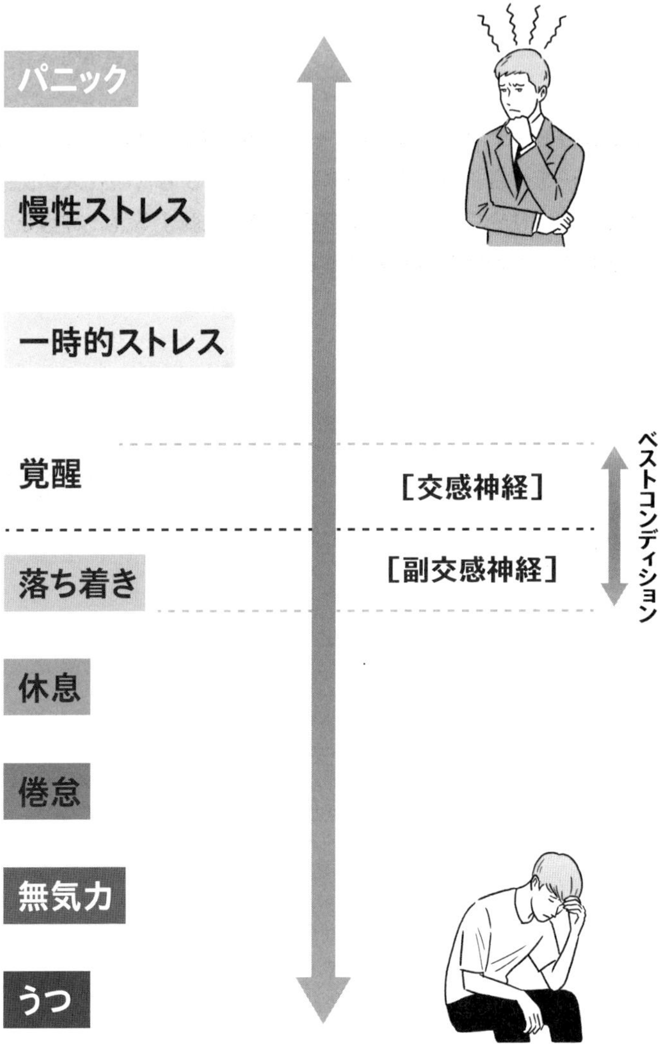
パニック
慢性ストレス
一時的ストレス
覚醒
[交感神経]
[副交感神経]
落ち着き
休息
倦怠
無気力
うつ
ベストコンディション

これからの健康維持の秘訣は、「ベーガル・トーン」を上げること

まだあまり知られていない神経――「迷走神経」は、「健やかな休息」の一番の鍵。特にストレス過多になりがちな現代人は交感神経優位に偏りやすいので、副交感神経を支配する迷走神経を活性化させる日常習慣を取り入れるといい。

「あー、お腹いっぱい、幸せ」は迷走神経の働き

人間関係のストレス、環境のストレスなど、現代人は数々のストレスにさらされて暮らしています。

常に緊張を強いられる状態であり、交感神経が優位になりっぱなし。自律神経がバランスよく働くことが重要とはいえ、ストレスまみれの現代人の実情に鑑《かんが》みれば、やはり**副交感神経を優位にするような対策が必要**でしょう。

そこでぜひ知っておいていただきたいのが、**「迷走神経」**です。

おそらく多くの人にとって聞き慣れない言葉だと思いますが、この**迷走神経こそが現代人の健康の鍵を握っている**といっても過言ではありません。

迷走神経は、脳の「延髄《えんずい》」というところから始まり、目元、耳元、首元を通ってすべての内臓に枝分かれしている神経です。脳からの指令を内臓に伝え、内臓の状態を脳に伝えるという具合に、脳と内臓の双方向的なコミュニケーションを司っています。

たとえば、「空腹」というストレスを察知すると、「興奮をもた

らし、行動を促す物質」エピネフリンが副腎髄質から分泌されます。

そうすると、人間は立ち上がり、「食料を確保して食べる」という行動をとります。空腹が満たされると、内臓から「空腹は満たされた」という情報が迷走神経を通じて脳に送られます。その情報を受け取った脳は、覚醒から鎮静状態へと変化します。

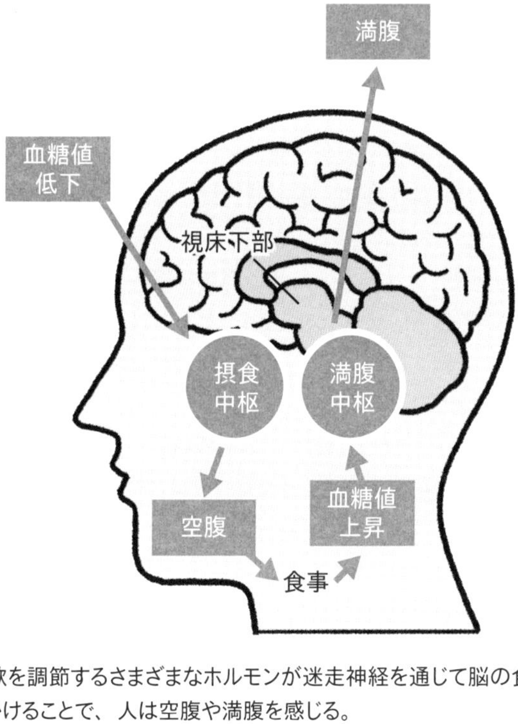

食欲を調節するさまざまなホルモンが迷走神経を通じて脳の食欲中枢に働きかけることで、人は空腹や満腹を感じる。

迷走神経は、副交感神経を支配している

リラックス状態をつくる副交感神経は、実は迷走神経の支配下にあります。**迷走神経が活性化されると、副交感神経が優位になり、生活に落ち着きと静けさがもたらされる**ということです。

迷走神経は英語で「ベガス・ナーブ（Vagus nerve）」、そこから転じて、迷走神経の活性度を**「ベーガル・トーン（Vagal tone）」**といいます。迷走神経は、いわば副交感神経の「元締め」のようなもの。その迷走神経の活性度を上げること、つまり**ベーガル・トーンを上げることが、副交感神経を優位にする有効な戦略**になるというわけです。

交感神経が心身を緊張・興奮状態にする「アクセル役」だとしたら、**迷走神経は心身を緩和・鎮静状態にする「ブレーキ役」**といってもいいでしょう。

迷走神経が活性化すると、相対的に交感神経の活性が落ち、血管の拡張、血圧の低下、心拍の鎮静化、ストレス反応や炎症反応の緩和、痛みの軽減、睡眠の質の向上、消化・吸収の改善、免疫力アップなどが起こります。

いかがでしょうか。放っておくと交感神経優位に傾きがちな現代人が、なぜ迷走神経の活性度を意識的に高めたほうがいいのか、なぜ迷走神経が現代人にとって健康の鍵といえるのか、おわかりいただけたのではないかと思います。

迷走神経は副交感神経を支配しているため、迷走神経の活性度も「心拍変動」から窺い知ることができます。

心拍変動の数値が自分のベースラインを下回ったら、交感神経が優位になりすぎているサイン。と同時に、迷走神経の活性度が低く、副交感神経があまり働いていないサインとも見なせるというわけです。

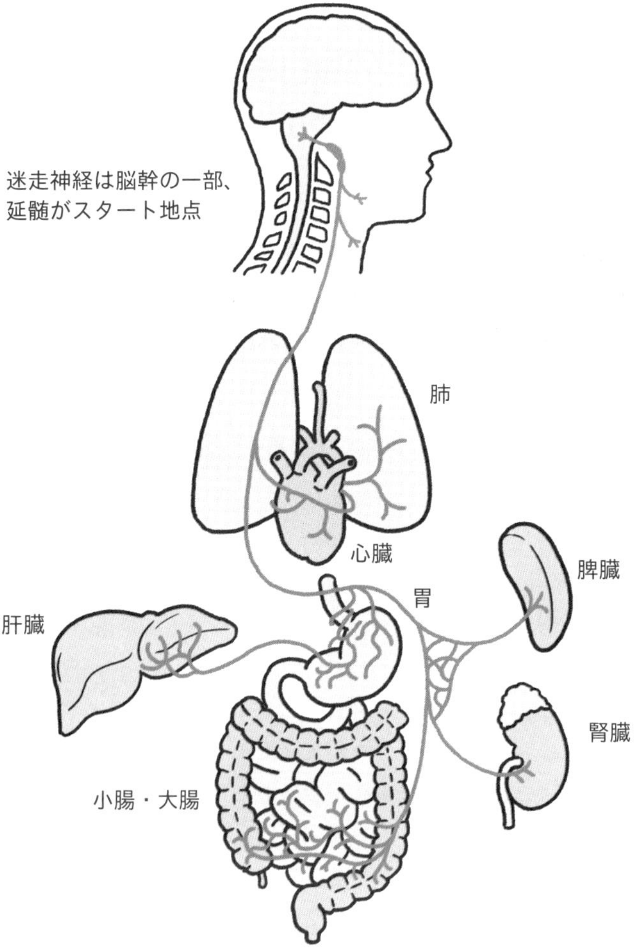

脳と各臓器は神経線維で直接つながり、双方向で信号をやりとりしている。迷走神経はその調節を担っている。

RECOVERY

13 自律神経

体という「家」を整える「ハウスキーピング・アイテム」とは？

ベーガル・トーンが上がると、脳と内臓の連携がよくなり、心身の健康度が上がる。その具体的な方法とは？　ベーガル・トーンを上げるには「呼吸法の習慣」「良質な睡眠を得る習慣」「栄養を満たす食事習慣」の３つが必要不可欠だ。

なぜ「歌う」「おしゃべりする」と気持ちいいのか

迷走神経は脳の延髄から始まり、ちょうど目元、耳元、喉元のあたりを通っています。

ここで少し想像してみてください。緊張や焦り、不安で心がざわついているとき、冷たい水でバシャバシャと顔を洗うと少し落ち着きませんか？　あるいは少し大きな声を出す、鼻歌を歌う、カラオケで歌う、友だちとおしゃべりする、心地いい音楽を聞くなどすると、気持ちが軽くなりませんか？

これらは決して気のせいなどではありません。冷たい水は目元など顔面を刺激します。声を出すには、喉を使います。心地いい音楽は耳から入ります。つまり、**これらの動作は、目元や喉元や耳元に集まっている迷走神経の活性度を上げる**ということ。だから副交感神経が優位になり、気持ちが落ち着いたりラクになったりするのです。

アメリカのメジャーリーグベースボールの中継などを見ていると、ガムを噛んでいる選手をよく見かけます。**ガムを噛むという行為もベーガル・トーンを上げる**方法の１つです。

スタンフォード大学の野球部選手たちも、ネクストバッターズサークルに入り次の打順を待っているときにガムを噛むと、気持ちが落ち着くと言います。

実際には、バッターズサークルにいるときは、相手投手のことをじーっと見てタイミングを合わせる練習をしているので、ほとんど口を動かしていません。でも、バッターボックスに入り投手が投球動作に入るまでは、自分を落ち着かせるために口を動かしているようです。テレビではその場面しか映らないので「選手たちはいつもガムを噛んでいて、マナーが悪い」と思われがちですが、実はベストパフォーマンスを発揮できるよう、いろいろ工夫して試合に臨んでいるのです。

ベーガル・トーンを簡単に上げるには

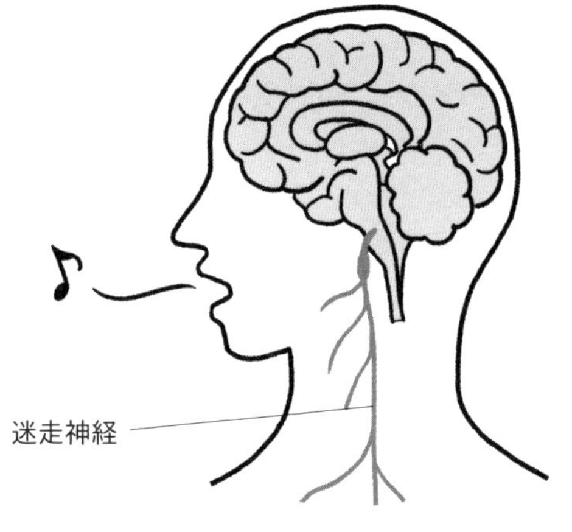

歌う、音楽を聞くなど目元、喉元、耳元を刺激する行為によって迷走神経が活性化され（＝副交感神経のスイッチが入る)、自律神経のバランスを整えてくれる。

健康の3大条件「呼吸」「睡眠」「食事」

冷たい水で顔を洗う、声を出す、心地いい音楽を聞く。実は、これら以上に効果的にベーガル・トーンを上げる方法があります。

その筆頭は、「呼吸」です。**呼吸は自律神経と強く関連しているため、ベーガル・トーンを上げるような呼吸法を取り入れることで、副交感神経がきちんと働く体にしていける**のです。

また、睡眠や食生活などの日常習慣も、ベーガル・トーンに大きく影響します。

ベーガル・トーンが上がると、脳を介して呼吸のリズムと心拍のリズムが共鳴し、心拍が安定していきます。それに伴い、血管の拡張、血圧の低下、ストレス反応や炎症反応の緩和、痛みの軽減、睡眠の質の向上、消化・吸収の改善、免疫力アップなどが起こります。

なぜそうなるのかというと、**ベーガル・トーンが上がることで、脳と心臓のコミュニケーションがスムーズになる**からです。すると心身の緊張・興奮をもたらすドーパミンやノルエピネフリン、コルチゾールの分泌は抑えられ、心身の緩和・鎮静をもたらすセロトニン系の分泌が促されるのです。

英語では、人体を「家」になぞらえて、健康を維持する手法を取り入れることを**「ハウスキーピング」**と表現します。掃除機や雑巾、洗剤、ワックスなど各種ハウスキーピング・アイテムがあるように、体をハウスキーピングするアイテムにもいくつか種類があります。

これから「呼吸」「睡眠」「食事」の３つに大きく分けて、体のハウスキーピング・アイテムを紹介していきます。何かとストレスが多い中でもきちんと副交感神経が働くよう、ベーガル・トーンを上げる生活習慣を身につけていきましょう。

ベーガル・トーンは心拍変動に表れます。心拍変動の数値が、今までの自分のベースラインを上回ることが増え、ベースラインが底上げされてきたら、日常習慣を改善した効果が表れているということ。ベーガル・トーンが上がり、副交感神経がしっかり働く体へと整えられていると見なせます。

かかりつけ医との信頼関係は重要

本書は、スタンフォード大学で日々、選手たちの健康管理にあたっている私が、専門医と協力して積み重ねた臨床経験や、脳科学者と協力して行なった研究を元に実践を繰り返した結果、得られたノウハウをまとめたものです。

しかし、私はみなさんと直《じか》に接し、体調を見ることはできませんから、かかりつけの医師と良好な関係を築くことは、とても大切です。そのうえで呼吸法を取り入れれば、より効果的に健康な生活を叶えていけるでしょう。

たとえば慢性的な高血圧の人には、塩分を控える、しっかり睡眠をとるなど生活習慣の見直しが必要です。すでに医師の指導を受けている人もいらっしゃるかもしれません。

血圧が上がると「圧受容体」というセンサーが働き、血圧を下げようとします。その働きにも迷走神経が関わっています。呼吸法で不健康になることはありえませんから、医師の食事・生活習慣の指導を受けつつ、ベーガル・トーンを上げる呼吸法を毎日のルーティンに取り入れない手はないでしょう。

RECOVERY

14 呼吸

呼吸法のポイントは「息を吐ききる」こと

現代人は日々ストレスに追われ、「息を吸ってばかりで吐くことを忘れている」人が多いと考えられる。したがって、呼吸法といっても「たくさん吸えばいい」というものではない。しっかり息を吐いてこそベーガル・トーンが上がり、心身に落ち着きがもたらされる。

息を「吸ってばかり」の現代人

呼吸法の基本は、息を「しっかり吐ききること」です。

先にもふれたとおり、自律神経は、息を吸うときには交感神経が優位になり、息を吐くときには副交感神経が優位になります。この「呼吸性洞性不整脈」（RSA）と呼ばれる現象は、心拍の揺らぎ（心拍変動）の一因です。

息を吸って心拍が上がっても、きちんと吐いて心拍が落ち着く、これが繰り返されるならば問題はありません。

しかし、さまざまなストレス要因にさらされ、常に緊張を強いられがちな私たちは、交感神経が優位に傾きがちです。

いつも呼吸が浅く速く、「吸う」ほうが多いため、無自覚のうちに「しっかり息を吐く」ということがおざなりになっています。つまり、**現代社会に生きる私たちのライフスタイルでは、知らず知らずのうちに、副交感神経が優位になるチャンスが少なくなっている**のです。

物事の移り変わりが非常に速く、ますます競争が激しくなっているのが現代です。よく「息をつく間もないほど忙しい」なんて言いますが、まさにそのとおりですね。

ともすれば息を吸うばかりで、ハーッと息を吐いて落ち着くチャンスが少ない。息を吸うと交感神経が優位になって心拍が上がるので、「息をつく間もないほど忙しい」というのは、「心拍が落ち着く間がない」ということでもあります。

無意識の呼吸だけでは、副交感神経が優位になりづらい。そんな私たちには、「意識の力」が必要です。体にいいことを、意識して習慣化するということです。ベーガル・トーンを上げ、**副交感神経を優位にするチャンスを増やす呼吸法**を、ぜひ今後の新習慣としてください。

呼吸と自律神経の関係性

不安な状態		リラックスした状態

・人間関係のストレス　・仕事のストレス
・競争のストレス　・情報過多のストレス

浅く速い 息を吸ってばかり	呼吸	深くゆっくり
交感神経優位	自律神経	副交感神経優位

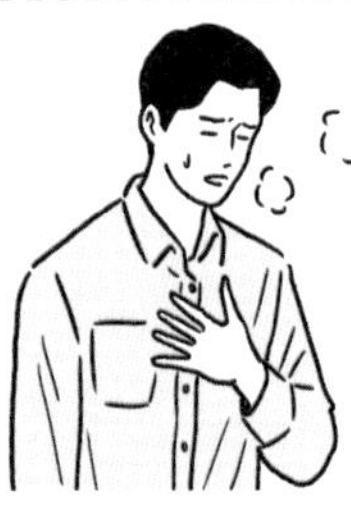

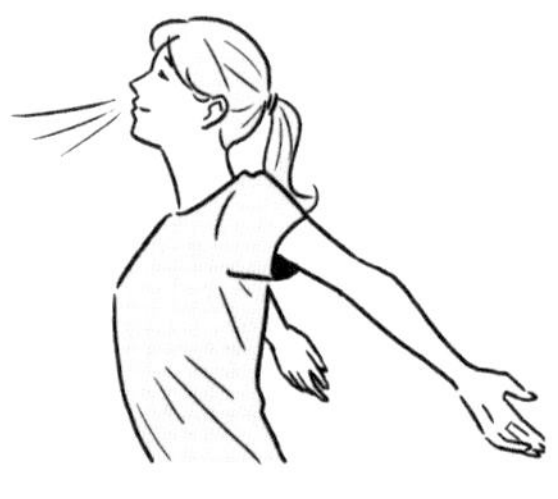

二酸化炭素は「呼吸のゴミ」ではない

一般的には「無駄」「有害」「ゴミ」と思われがちな二酸化炭素は、実は、体内の細胞に酸素を供給する際に必要不可欠な物質。「しっかり吐ききる」正しい呼吸法によって、二酸化炭素不足を防ぐこともできる。

二酸化炭素不足で「酸欠」になる

日常的に行なう呼吸法では、息を「吸うこと」よりも「吐ききること」が重要です。それは、息を意識的に吐くことでベーガル・トーンが上がり、副交感神経が優位になるからですが、実はもう１つ重要な理由があります。体内の二酸化炭素が足りなくならないようにするためです。

二酸化炭素というと、吸い込んだ空気から酸素を取り出した後に吐き出すべき「ゴミ」のように捉えられがちですが、実は体内で非常に重要な役割を果たしています。**私たちの体を構成する細胞は、二酸化炭素の助けなしでは、うまく酸素を取り込めない**のです。

肺の中で空気中から取り出された酸素は、赤血球中のヘモグロビンと結合し、血流に乗って体内をめぐります。行く先々で酸素は細胞へと取り込まれるのですが、運搬役であるヘモグロビンと酸素があまりにも強く結びついていると、細胞への酸素の取り込み効率が悪くなってしまいます。

そこで大事な役割を果たすのが、同じく赤血球中に含まれ、血流に乗って体内をめぐっている二酸化炭素です（厳密には少し形を変えた二酸化炭素なのですが、ここでは説明を割愛します）。

二酸化炭素には、赤血球中のpHを下げる作用があります。すると、ヘモグロビンは酸素を手放しやすくなり、酸素がより多く、効率的に細胞に取り込まれるようになるのです（細胞内に酸素が取り込まれ、二酸化炭素が排出されることを「細胞呼吸」といいます）。これを**「ボーア効果」**と呼びます。

ボーア効果とは

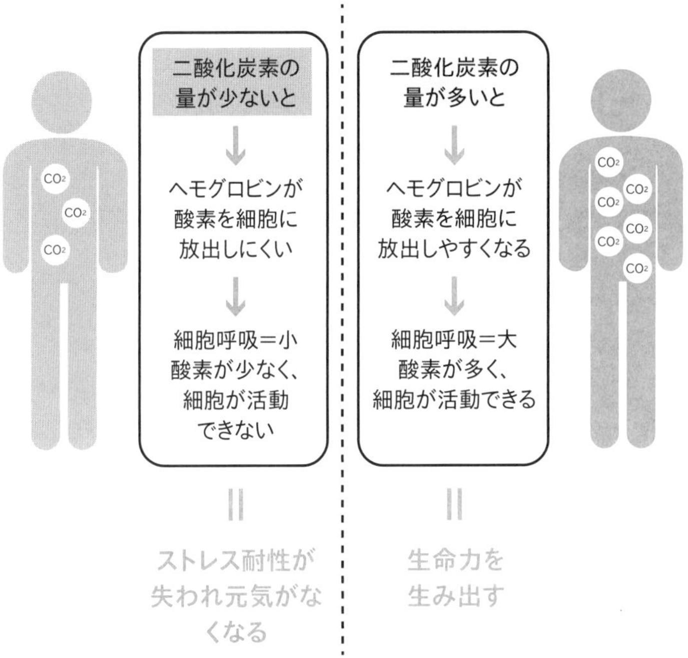

少し難しい話になってしまいましたが、二酸化炭素は、決して吐き出されるだけの「ゴミ」ではないということです。

「たくさん吸い込めばいい」の勘違い

私たちの無意識の呼吸は「より回数を多く、より多く吸う」に偏りがちです。しかし**ベーガル・トーンを上げるためにも、二酸化炭素欠乏を避けるためにも、「より回数を少なく、より多く吐く」ことが重要**です。

一般的に呼吸では酸素ばかりが重要視され、空気は「吸えば吸うほどいい」と思われがちです。空気を多く吸い込むことが「深い呼吸」と思われている節もあるのではないでしょうか。

でも実際には、息を吸いすぎると息苦しく、頭がクラクラしてくるはずです。極度の緊張状態などに陥ったときに起こる「過呼吸」などは、その典型例です。

交感神経が急激に過剰に優位になり、息を吸い込みすぎるのが過呼吸です。すると相対的に体内の二酸化炭素が足りなくなり、細胞への酸素の取り込み効率が悪くなってしまう。息苦しく、頭がクラクラするのは、そのためです。

とっくに廃《すた》れている手法ではありますが、かつては、過呼吸に陥った人の口にビニール袋を当て、自分が吐いた二酸化炭素を吸わせるというのが一般的な対処法でした。**過呼吸では体内の二酸化炭素が不足する**と考えれば、うなずける話ではないでしょうか。

「1分間に6回以下」の呼吸で脳の認知機能も上がる

緊張状態になると、人は交感神経が優位になることで心拍数が上がり、その結果、呼吸の回数も多くなります。

呼吸の回数が増えれば、取り込める酸素量も増えると思われるかもしれませんが、実は逆であるというのは、もうわかりますね。

呼吸回数が増えると、体は酸素の代謝（酸素を血流に乗せて肺から全身に行き渡らせ、細胞に取り込むこと）に苦労します。ゆっくりした呼吸のほうが、酸素を効率的に全身に行き渡らせやすいのです。

現に、呼吸頻度を下げると、呼吸回数に対する代謝効率が目に見えて上がったという実験結果もあります。また、認知機能が上がる、うつ症状が軽減される、トラウマへの耐性が強くなるといった効果も報告されています。**脳には酸素が大量に必要ですから、酸素がより効率的に取り込まれることで脳機能が上がる**というのも不思議ではありません。

呼吸頻度と、呼吸回数に対する酸素の代謝効率

- 1分間に20回の呼吸：酸素の代謝効率50%
- 1分間に12回の呼吸：酸素の代謝効率75%
- 1分間に6回の呼吸　：酸素の代謝効率85%

RECOVERY

16 呼吸

呼吸は「口から吸う」ではなく「鼻から吸う」であるべき理由

口は「飲食のためにつくられた器官」であり、呼吸には適さない。呼吸のためにつくられた「鼻」で呼吸すれば、外気に含まれるチリ、菌やウイルスが侵入しづらくなる。肺で酸素と二酸化炭素がガス交換される際に欠かせない一酸化窒素も、鼻呼吸によってつくられる。

同じ「息を吸い込む」でも大違い

口呼吸にすべきか鼻呼吸にすべきか、結論からいえば、断然、鼻呼吸です。あくまでも口はものを食べるところであり、鼻こそが呼吸のためにつくられた器官なのです。

まず、鼻には細かい毛がびっしり生えており、空気の通り道も細いですね。口から吸い込む空気を100とすると、鼻から吸い込む空気は50ほど。この鼻の構造が、**空気中に含まれる細かいチリや一部の細菌・ウイルスの侵入を防ぐ役割を果たしている**のです。

口からも空気は吸えますが、難点は、空気の通り道が大きいうえに鼻毛のようなフィルターがないこと。まるでザトウクジラが大量の水と一緒にプランクトンや小魚を飲み込むように、チリや細菌・ウイルスもろとも吸い込んでしまうのです。そのため、口呼吸だと風邪を引きやすいともいわれます。

さらにもう1つ、鼻呼吸には重要な作用があります。

鼻呼吸をすると、鼻の奥のほうの「副鼻腔《ふくびくう》」の粘膜で**「一酸化窒素」**がつくられます。空気は気管支の末端に膨大にある「肺胞」

に送り込まれ、ここで空気中の酸素と二酸化炭素のガス交換が行なわれます。そこで必要になるのが、肺胞を拡張する作用がある一酸化窒素なのです。

つまり、**鼻呼吸ならば、酸素の「材料」となる空気と、酸素をつくる「ツール」である一酸化窒素を、セットで肺に送り込める**ということ。鼻呼吸時の一酸化窒素の産生量は口呼吸の6倍、ひと呼吸あたりの肺への酸素吸収量は口呼吸より10～15％多いという実験データもあります。同じ空気を吸い込むのでも、口呼吸と鼻呼吸とでは、呼吸の質が格段に違うのです。

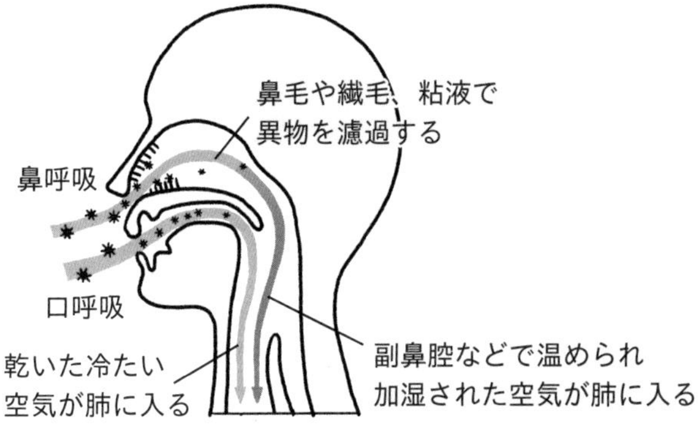

10日間、「口呼吸だけ」で過ごした結果は？

鼻呼吸に関しては、こんな興味深い実験の報告もあります。シリコンバレーに住む健康ジャーナリストのジェームズ・ネスター氏は、スタンフォード大学での実験に参加し、自分の鼻にシリコンを詰め、10日間を過ごしてみました。すると心拍変動の低下、高血圧、さらにはメンタルフォグ、つまり頭にモヤがかかったようになって仕事に集中できないなどの症状が表れたといいます。

RECOVERY
17 **呼吸**

「4秒で吸って、6秒で吐ききる」を、「お腹に力を入れて」繰り返すだけ

ベーガル・トーンを上げる呼吸法「IAP 呼吸法」には、お金も器具もいっさい不要。必要なのは「１日５分程度の時間」と「毎日、行なうこと」だけ。それでいて、ベーガル・トーンを上げて副交感神経を優位にし、心身に落ち着きをもたらす効果は絶大。

意識してほしいのは「この2点」だけ

ここまで、呼吸法に関する基礎知識を入れていただいたところで、スタンフォード大学で用いられ、**ベーガル・トーンを効果的に上げる「IAP 呼吸法」**の実践法を見ていきましょう。

必ず意識したいのは、「お腹をふくらませたまま（腹圧をかけたまま）息を吐くこと」。次の２点の要領で行ないます。

1 息を吸うときは鼻から吸い、お腹をふくらませるように（風船のように）すること。息を吸っている後半には、胸も上がってきます。吸う時間の目安は4秒間。

2 息を吐くときは、無理なくゆっくりと、お腹に圧がかかっているのを感じながら吐いていきます。吐いている途中で多少、お腹がへこんできて、開いていた肋骨がお腹の内側に向かって閉じていきます。吐く時間の目安は 6秒間。

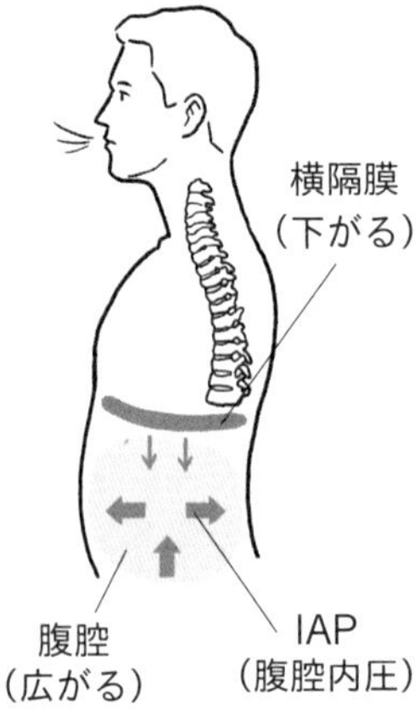

息を吐くときは、口から吐いてもいいのですが、鼻から吐いたほうが、吐く速度をコントロールしやすいのでおすすめです。

４秒吸って、６秒吐くという秒数設定は、「ちゃんと吐く練習」をするため。日ごろ「吸う」ばかりになりがちな現代人は、やはり吐く秒数を長くしたほうがいいのです。

より効果を上げ、継続するコツ

IAP呼吸法にはお金も道具もいっさい不要で、必要なのは**「１日５分程度の時間」を「毎日、続けること」**だけ。それでいてベーガル・トーンを上げる効果は絶大です。

いつ行なってもいいのですが、おすすめの時間帯は、長い会議や仕事が一段落した後、そして寝る前です。これらのタイミングにこの呼吸法を行なうことでストレスがいったんリセットされれば、もうひとがんばりもできますし、夜は健やかな入眠が促されます。

呼吸の秒数は、心拍変動の推移も参考にしながら、その時々の自分の状態に合わせて調整してもいいでしょう。

心拍変動が自分のベースラインを下回り、交感神経が優位になりすぎていると見られるときや、特にストレスを感じているときは、５秒かけて吸うことすら難しいかもしれません。横隔膜も緊張しっぱなしなので、呼吸がハッハッハッと浅く速くなり、ゆっくりした呼吸がしづらいのです。

たとえば、**通勤電車で気持ちがギスギスしたときや、家事や子どもの世話に追われてイライラしているときには、「吐くほうをいっそう長く」と意識する**といいでしょう。

特にストレスを感じていないときは、「５秒吸って５秒吐く」くらいでもかまいません。

IAP呼吸法の行ない方

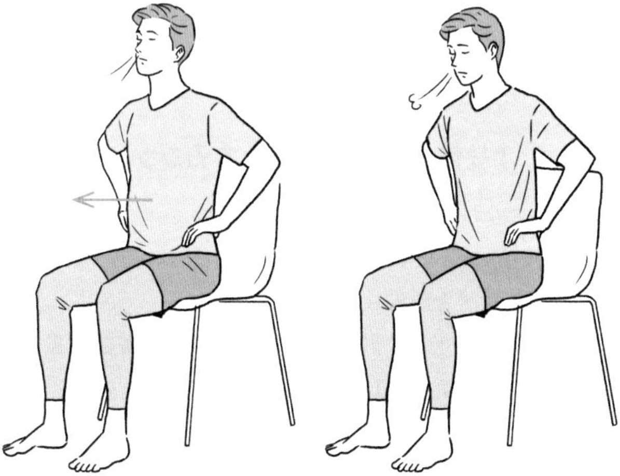

❶椅子に腰かける。

❷4〜5秒かけて、お腹をふくらませながら、ゆっくりと鼻から息を吸う。

❸腹圧をかけたまま、肋骨下部を引き下げるように意識して、5〜6秒かけてゆっくりと鼻から息を吐く。

❹②〜③を繰り返す。

＊1日1回、トータルで5分程度、行ないます。

また、「肋骨下部を引き下げる」というのがうまくできない方は、壁を使って行なうバリエーションを試してみてください。

腕で壁を押しながら呼吸法を行なうことで、肋骨下部を引き下げる感じがつかめるでしょう。

肋骨下部を引き下げる IAP呼吸法バリエーション

❶頭を壁に向けて仰向けになる。

❷両手を上げて壁につき、ひじの角度がほぼ直角になるように体の位置を調整する。

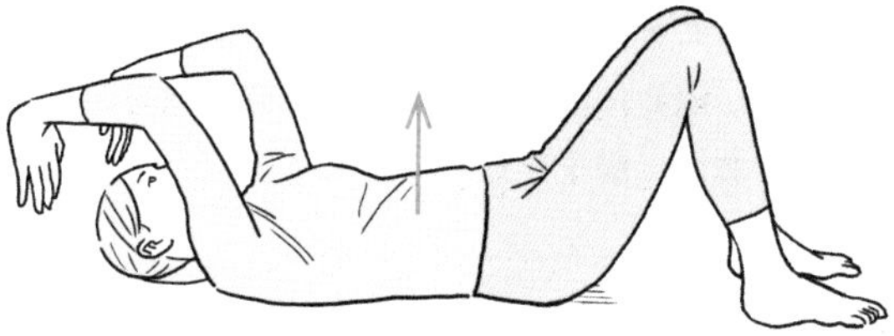

❸4〜5秒かけて、お腹をふくらませながら、ゆっくりと鼻から息を吸う。

❹腹圧をかけたまま、両手で壁を軽く押すようにしながら、5〜6秒かけてゆっくりと鼻から息を吐く。

❺いったん両手をゆるめ、お腹をふくらませたまま、4〜5秒かけて鼻から息を吸う。両手で壁をグーッと押すようにしながら、5〜6秒かけてゆっくりと鼻から息を吐く。これを繰り返す。

＊1日1回、トータルで2分程度、行ないます。

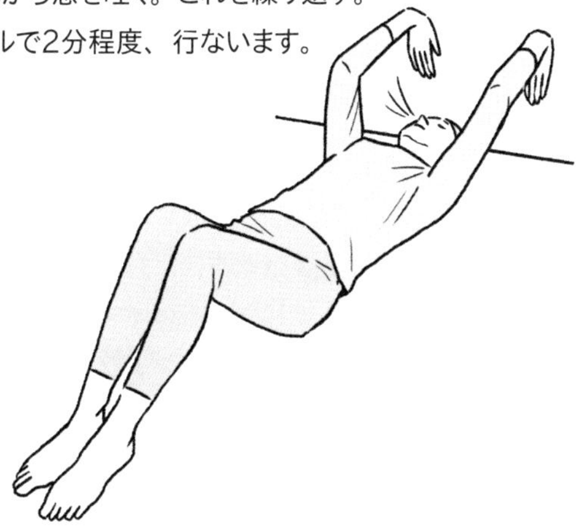

RECOVERY

18 呼吸

「がんばりすぎ」の人ほど 一気にダウンしやすい

完璧主義者は、体の声を聞かずに無理を重ねがち。しかし「適度に休む」ということをしない日々が続くと、やがては体のストレス対処システムが限界に達する。すると不眠、倦怠感、無気力感に襲われるなど急激に調子を崩してしまう。

「完璧主義」の人は要注意

「がんばりすぎ」は、常に交感神経優位の状態を生み出します。やがて**体のストレス対処システムが限界に達すれば、心身ともに一気にダウンする**ことになってしまいます。

私が関わっているスタンスフォード大学の水泳部でも、学業と練習を両方とも完璧にこなそうとしていた選手が絶不調に陥るケースをいくつか見てきました。

学生の本分として、大学の講義には欠かさず出席する。講義が終わったら、ひと息つく間もなくプールに直行してハードな練習に勤《いそ》しむ。練習後は夕食もそこそこに済ませて寮に戻り、夜遅くまで大学のレポート課題などに取り組む。

さらにスポーツ選手というのは、競技に不安が生じると、つい余分にトレーニングしてしまうものです。夕食後に1時間ほどバイクを漕ぎ、汗を流すために熱いシャワーを浴び、運動すると小腹が減るので夜遅くに食べ……。

結果として**確保できる睡眠時間は４～５時間程度、といってもなかなか寝つけないために、実質的な睡眠時間はそれ以下**という

「がんばりすぎ」の人が陥りがちな悪循環

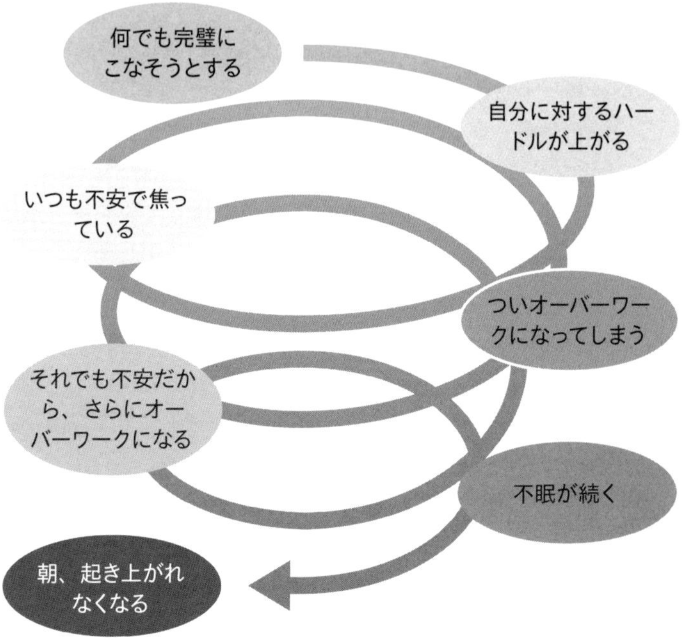

ケースも珍しくありませんでした。

生真面目な選手ほど、学業においても練習においても、すべてを完璧にこなそうと、がんばりすぎてしまいます。

現に、夜、寝つけないという選手のコルチゾール値を測ると、非常に高い値が出る。いろいろなストレスに対処するために、体が大量にコルチゾールを分泌しているわけです。

「ちゃんと休むんだよ」と口を酸っぱくして言っても、そういう選手は、「はい、わかってます」と返事だけはいいのですが、やはり、さらに自分を追い込んでしまいます。

「不眠」に始まり、「朝、起き上がれない」に至る

その結果、**まず表れるのは不眠**です。これは、コルチゾール値が高いままで、メラトニンの分泌が抑えられ、スムーズな入眠が制御されてしまうためです。

この段階を過ぎると、**次に表れるのは、異常なだるさと無気力**です。こうなって初めて、「夜、なかなか寝つけない。寝ついても１、２時間おきに目が覚めてしまう」「朝、体が重くて、起き上がることすらできない」と深刻な表情で相談してくるのです。

そこで私が取り組むのは、まず、徹底的に生活習慣を見直すことです。勉強時間、練習時間、食生活、１日のルーティン、すべてにおいてカスタムメイドの改善メニューを組み立てます。細かいメニュー内容は個人で異なりますが、どの選手に対しても、最初に指導するのが「呼吸の練習」です。

長い間、ずっと緊張していた選手にとって、まず重要なのは「ちゃんと呼吸できているか？」という点であり、**呼吸の練習によって副交感神経がちゃんと働くようにする**ことだからです。

絶え間ないストレス状態に置かれると、交感神経が常に優位になります。すると、アップアップと息を吸いっぱなしのような状態になります。

これは、横隔膜をゆるめて息を吐き、リラックスすることができなくなっているということ。すると実は脳まで緊張し、結果として心身の緊張状態が続くことになるのです（横隔膜と脳の関係については、次項で詳述します）。

そういう状態の体には、まず「息を吐ききる」という練習が効果てきめんというわけです。私が指導した数名の水泳選手も、これで生活習慣改善の効果が表れやすい土台が整い、短い期間でみるみる回復していきました。

私がスタンフォード大学で
指導している呼吸習慣

スタンフォード大学では、ここ数年、多くの組織が協力して「ストレス状態にあるとき、どのような呼吸リズムならば、いち早く呼吸を整え、いつもの自分に戻れるのか」を研究してきました。

まだ実験初期の段階ではありますが、「息を２回吸い、１回で吐ききる（2in-1out）」の呼吸リズムを、ほんの２〜４回繰り返せば呼吸が整うというデータがそろってきています。

こうした実験データから、学生たちには、次のように指導しています。

- **瞑想など心身を休めるセッション中は、「５秒吸って、５秒吐く」呼吸にする。**
- **呼吸は生活の一部であることから、日常生活でも「５秒吸って、５秒吐く」呼吸を心がける。**
- **ストレスを感じているときは、「４秒吸って６秒吐く」呼吸を２分間、行なう。**
- **いつもより強いストレスや極度の緊張を感じたときは、「２回吸って、１回で吐ききる」呼吸を２〜３回、行なう。**

RECOVERY

19 **呼吸**

「生理的ため息」で瞬時に緊張を鎮める

呼吸に関わる横隔膜の働きを支配する「横隔神経」は、脳と直にコミュニケーションをとっている。呼吸を通じて「横隔神経→脳」の連携にアプローチすれば、素早く呼吸を落ち着かせ、緊張のあまりたかぶった神経なども鎮静化できる。

横隔膜と脳を結ぶ「横隔神経」に注目すべき理由

今までお話ししてきた迷走神経に加えて、もう1つ、呼吸との関係が深い神経があります。それは**「横隔神経」**と呼ばれる神経で、その名のとおり「横隔膜」を支配しています。

横隔膜という部位が何をするところか、ご存じでしょうか。横隔膜は肺の下にくっついている膜状の筋肉です。息を吸うと、横隔膜がギューッと下に押し下げられ、胸のスペースが広くなることで肺に空気が入ります。息を吐くと、今度は横隔膜がギューッと上に押し上げられ、胸のスペースが狭くなることで肺から空気が押し出されます。このように呼吸と連動して動くことから、横隔膜は俗に「呼吸筋」とも呼ばれます。

ただし、横隔膜が重要なのは、単に、呼吸の際に上下によく動いたほうが呼吸しやすいから、だけではありません。**横隔膜を支配している横隔神経を通じて、体の状態が脳に伝わる**からなのです。

横隔神経は、横隔膜と脳をダイレクトにつないでいます。**横隔膜の状態の情報を直に脳に送ることで、横隔神経は横隔膜の動き**

を素早く調整してくれます。

たとえば、全速力で走ると呼吸が速くなりますね。当然、横隔膜も素早く上下し、横隔神経を通じて「体を動かしている」という情報が脳に伝わります。逆にゆっくりした呼吸をしていると、横隔神経を通じて「落ち着いている」という情報が脳に伝わるわけです。

横隔膜の所在地と横隔神経

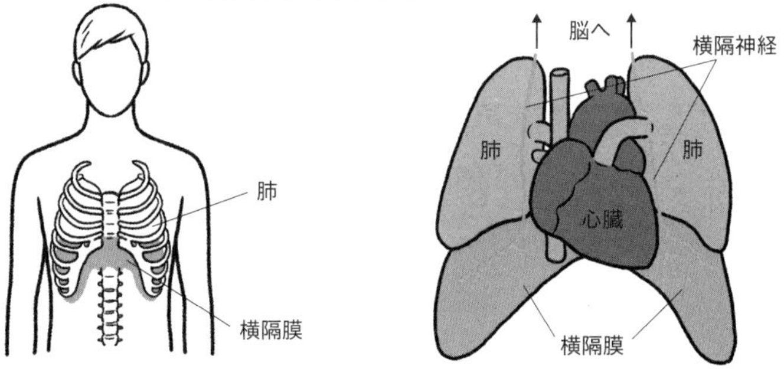

では、連日ストレス状態だと、どうなるでしょうか。呼吸が浅く、速くなり、横隔膜の動きも速くなります。すると、「横隔膜の動きが速くなっている」という横隔神経からの情報を察知した脳が、それらを「ストレス」と感知し、コルチゾールやエピネフリン、ノルエピネフリンなどのストレス物質を分泌させます。

厄介なことにこれらの神経伝達物質やホルモンは、「よし、やるぞ！」と自分でかけているいいストレスと、外の環境からかかっている悪いストレスを区別するわけではなく、すべて1つのストレスとして対応していきます。無意識のうちに呼吸の回数が増え、横隔膜の動きが速くなれば、神経はその情報を脳に送り、ストレスとして対応するのです。

しかし、プレッシャーによるストレスで、呼吸が浅く、速い状態が長期におよぶと、やがてコルチゾールやエピネフリンなどの分泌が止まり、ストレスに対処できなくなってしまいます。

今すぐ落ち着きたいときは「2回吸い、1回で吐ききる」

スタンフォード大学では、ここ近年、「呼吸」の研究が進められているのですが、私の研究仲間でもあるリサーチャーたちが、「生理的ため息」と呼んでいる現象があります。

- 子どもが泣くのをこらえたり、泣きやもうとしているときは、「2回吸い、1回で吐ききる」という呼吸リズムを繰り返す。
- ストレスを抱えている大人は、睡眠時に「2回吸い、1回で吐ききる」という呼吸リズムになる。

この「生理的ため息」を意図的に取り入れれば、緊張などで息が上がっているときに、瞬時に呼吸を整え、気持ちを落ち着かせることも可能というわけです。

プレゼンやスピーチの前に緊張しているときや、何だかわからないけれど気持ちが焦って何も手につかないとき、体内では交感神経が優位になり、呼吸が浅く、速くなっています。

時間があれば、食事をする、飲み物を飲む、冷たい水で顔を洗う、ハミングする、人と話すなど、迷走神経を通じて副交感神経を優位にすれば、徐々に落ち着きを取り戻すことができるでしょう。

でも**時間がないのなら、横隔神経へのアプローチのほうが高い効果を期待**できます。あえてゆっくり２回吸い、１回吐く。「スー、スー（吸う）」「ハー（吐く）」というのを２〜３セット繰り返します。この呼吸を取り入れると、心拍と呼吸が素早くレゾナンス（共鳴）

し、呼吸が落ち着くと同時に、ザワザワと波立つ感情も収まります。

動揺して心ここにあらずの状態のとき、緊張のあまり気持ちが落ち着かないときなど、**自分が「今あるべき状態にない」ときに、横隔膜を通じて脳を正常な状態に戻し、感情を鎮めることができる**というわけです。

迷走神経と横隔神経を使い分ける

迷走神経は副交感神経を支配しており、迷走神経の働きを高める（ベーガル・トーンを上げる）ことで、副交感神経を優位に働かせることができます。

ただ、ベーガル・トーンを上げるというのは、たとえば、毎日、呼吸法を行なう、きちんと睡眠をとる、食生活を整えるなど、日々の習慣によって可能になることです。つまりベーガル・トーンには即効性がないため、ピンポイントのタイミングで瞬時に気持ちを落ち着かせることは難しいのです。

その点、横隔神経は即時、かつダイレクトに作用するため、瞬時に呼吸も気持ちも落ち着かせることができます。**日常習慣の中では迷走神経、即効性を求めるときは横隔神経にアプローチする**、というふうに覚えて使い分けるといいでしょう。

RECOVERY

20 睡眠

眠っている間、脳では何が起こっているのか

何のために眠るのか？　「心身を休めるため」だけではない。浅く眠っている間、脳内ではシナプスが盛んにスパークし、神経回路の調整、強化、新設が行なわれる。私たちは、夜、眠るからこそ、新しいことを学習したり、アイデアを生み出したりできる。

覚醒時に学んだことは、睡眠中に定着する

睡眠の重要性は、単に「心身を休めること」だけではありません。もちろん明日の活力を養うという意味でも睡眠は非常に重要ですが、それ以外に、睡眠には大きな役割があります。

私たちの脳は、日中、さまざまな活動をしています。仕事のアイデアを練ったり、計画を立てたり、新しい知識や技術を学習したりしている。こうした**日中の脳の活動の調整、あるいは定着は、休息している間にしか行なわれません。**

睡眠中の脳内では、シナプスからシナプスへと神経伝達物質の放出と受け取りが繰り返され、既存の神経回路が調整・強化されたり、まったく新しい神経回路がつくられたりしています。

これを英語では**「ファイアー・トゥギャザー・ワイヤー・トゥギャザー（Fire together Wire together）」**と表現します。まるで鉄工所で火花を散らしながら溶接を行なうように、睡眠中の脳内ではシナプスがバチバチと盛んにスパークし、いくつもの神経回路の調整や補強、あるいは新規増設が起こっているというイメージです。

睡眠中にシナプスは整理される

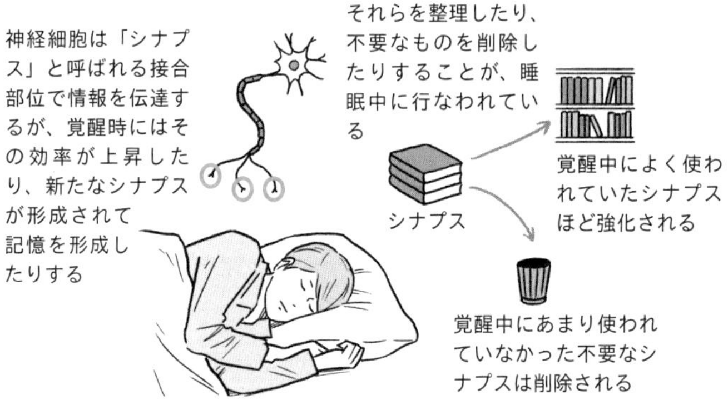

というわけで、私たちは、しっかり眠らないと、心身を休められないばかりか、ちょっとしたアイデアを実現に向けて練り上げることも、計画を着実に実行することも、新たな知識や技術を身につけることもできないのです。

「浅い眠り」の学習効果

脳は休息中にこそ学習する。これほど睡眠が重要となれば、睡眠不足がいかに毒となるか——人の成長や創造性、効率性を妨げる要因となるかも明らかでしょう。

そこで触れておきたいのが**「ウルトラディアン・リズム」**です。

まず、「サーカディアン・リズム」という言葉を聞いたことはあるでしょうか。

サーカディアン・リズムとは、1日の体内リズムのこと。人間の場合は約25時間のサイクルになっていますが、これを24時間に調整するのは太陽の光などの外的刺激です。こうして朝に目覚めて日中は活動し、夜に眠り、また朝に目覚める……というサイクルがつくられています。

一方、**ウルトラディアン・リズムとは「90 〜 100 分の周期で起こる体内リズム」**のことです。

その代表が睡眠中の体内リズムです。睡眠は、寝入った直後にストンと深くなります。あとは 90 〜 100 分間隔で「レム睡眠(浅い眠り)」と「ノンレム睡眠（深い眠り)」を繰り返しながら、朝方になるにつれて、ノンレム睡眠の深さが軽減し、徐々に浅い睡眠のほうが多くなっていきます。

そしてファイアー・トゥギャザー・ワイヤー・トゥギャザーが起こるのは、浅い睡眠の間なのです。

つまり**睡眠時間が短すぎる人は、脳内でシナプスがスパークし、新たな学習の内容が定着するチャンスが少ない**ということ。睡眠不足になりがちという人は、特に、夜はストンと寝つけるよう、そして6時間半〜7時間半は睡眠をとれるように、生活習慣を調整する必要があるでしょう。

睡眠のリズム

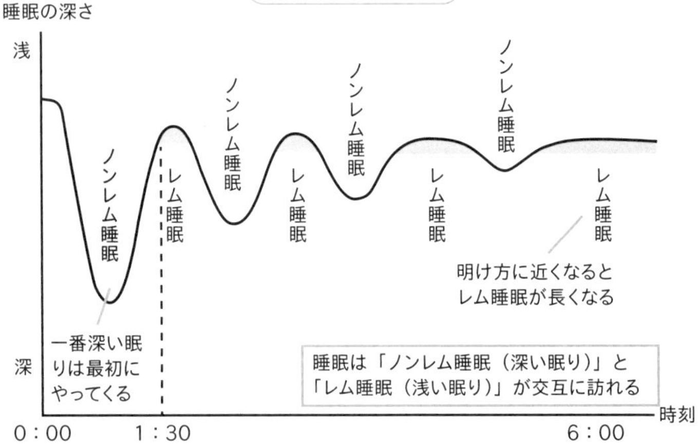

レム睡眠とノンレム睡眠のパターンは約 90 分が1セットなので、睡眠時間は 90 分の倍数がよい。

仕事、勉強、スポーツの練習時間にも同じことがいえます。

人が集中して物事に取り組めるのは、このウルトラディアン・リズムの周期内です。練習中にいくらやってもうまくいかなかったけれど、15～20分の休憩を入れて再びトライしたらできるようになっていたということも起きます。

「えっ！　奇跡的！」といった経験がある人も多いと思いますが、**休憩時間に新しい神経回路が補強、調整、あるいは新設されたということ**なのです。

この休息時間のキーとなるのが、静かに集中して脳を休めることなのですが、それはパフォーマンスを上げる1つの方法として、PART2で詳しくお話しします。

睡眠不足で太る？

日常的に睡眠不足だと、実は太る可能性も高くなります。眠らないだけ活動量が増えるのだから、やせるのではないかと思うかもしれません。たしかに消費エネルギーは多少、増えますが、逆にいえば、より多くのエネルギーを欲するということでもあります。

つまり、長く起きていれば、それだけ多く食べたくなるということ。しかも「甘いもの」や「炭水化物」が欲しくなるのです。**これは睡眠時間が短くなると「エネルギー不足になる」と脳が察知し、速やかにエネルギーになる糖質を求めるためです。**

消費エネルギーが増えた分だけ摂取すれば問題ないかもしれませんが、たいていは食べすぎてしまうものです。結果的に睡眠不足では摂取エネルギーが過多になりがちであり、太る可能性が高くなるというわけです。

睡眠不足の脳では、「視覚と脳のコミュニケーション障害」が起こっている

神経回路の調整・強化・新設は「眠っている間」に行なわれるという睡眠の重要性からすれば、睡眠不足の弊害は言うまでもない。実際、睡眠不足の脳は、脳しんとうを起こしている脳と同等の機能不全状態であると示す実験データもある。

侮ってはいけない睡眠不足のダメージ

睡眠不足の脳では、視覚と脳のコミュニケーションに障害が起こっています。どういうことかというと、**目に映っているものの速度や位置情報を正確に捉えられなくなる**のです。

ピッチャーが投げたボールを「脳しんとうを起こしているバッター」と「睡眠不足のバッター」が打とうとしているところを思い浮かべてみてください。

脳しんとうのバッターは「タイミング」が合わずに空振りする可能性がある。睡眠不足のバッターは上下という「位置関係」が合わずに空振りする可能性がある。そんな結果が、バーチャルな実験で出ているのです。

この実験データからも、睡眠不足の脳は視覚とのコミュニケーションがうまくとれていない状態、つまり目からの情報を正確に処理できなくなっている状態といえるわけです。

脳の状態を調べるテスト

バーチャルリアリティ（VR）の器具を装着させ、くるくる回ったり、動いたりする小さな黒点を目で追わせる。
どれだけ正確に追えているかで、脳の機能を計測する。

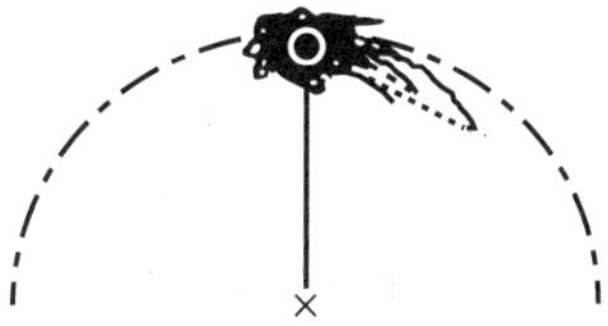

正常

正常な脳だとズレがないので中心の黒の部分に焦点が集まり、密度が高くなる。

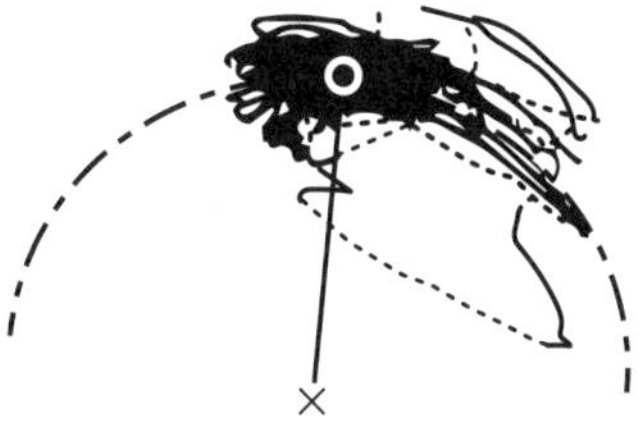

脳しんとうを起こしている脳

焦点が横にズレている。VR の中で動いている点に目が遅れてついていくため、横の線が長く出る。

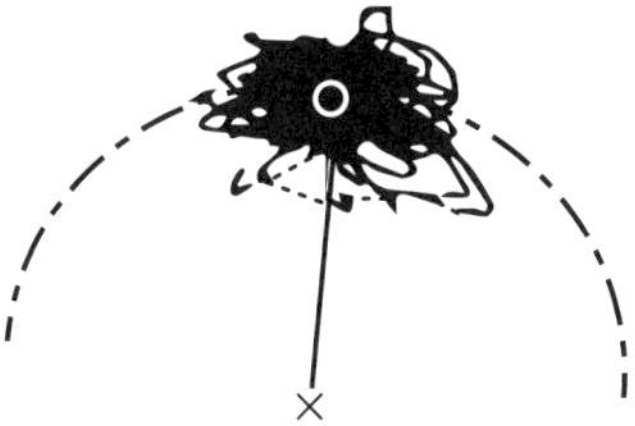

睡眠不足の脳

脳しんとうを起こしている脳と比べて、真ん中に焦点があるので、タイミングは合っている。しかし、上下に厚みがあり、上下の動きにエラーが多い。

睡眠改善のために知っておきたい「眠り」をコントロールする仕組み

快眠は健康の要。しかし人はなぜ、夜になると眠くなり、朝になると目が覚めるのか？　これには神経伝達物質とホルモンの連携プレーが関わっている。睡眠と覚醒をもたらす物質の働きを妨げない習慣こそが快眠、そして健康へとつながっている。

セロトニン、コルチゾール、メラトニンの連携プレー

私たちの体を司っている自律神経は、生命維持のためにもともと体に備わっているフルオートマチック・システムです。

脳から延びている自律神経が各臓器や器官に指令を送り、神経伝達物質やホルモンが分泌される。その作用によって活動的になったり眠くなったり、気持ちがたかぶったり落ち着いたりと、生理反応から行動、感情まで、つまり人間のすべてが決まるのです。

日中は元気に活動し、夜は快眠できる鍵を握るのは、コルチゾール、セロトニン、メラトニンです。

基本的に、朝はセロトニンとコルチゾールの分泌が高く、日中はコルチゾールの分泌がピークになります。

ストレス対処ホルモンのコルチゾールは、外部のストレス状況によって上がったり下がったりするのですが、基本的には夕方から夜になるにつれて低下していきます。それと入れ替わるように、松果体から分泌されるメラトニンが高まっていきます。

メラトニンは光の刺激に左右されるホルモンです。日中、光が

強い間は分泌が抑えられ、光が弱くなる夕方ごろから徐々に高まり、夜の闇の中でピークに達します。

そして朝が近づくと、メラトニンの分泌は下がり、代わりにセロトニンとコルチゾールが高まることで私たちは目覚めます。この変動が起こるのは、日光など五感への刺激を通じて、脳が「そろそろ朝だ」と感知するからです。

コルチゾールとメラトニンの日内変動

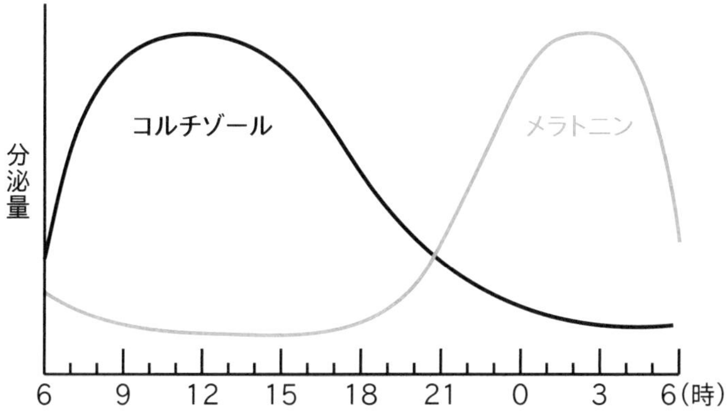

私たちの活動と睡眠は、こうした体内物質の分泌量の変化、「日内変動」に支配されているのです。実際にはもっと多くの物質が関わっているのですが、ざっくりいえば、**朝、目覚めて、日中に活動的になれるのはセロトニンとコルチゾールの作用、夜、眠りにつけるのはメラトニンの作用**、と覚えておくといいでしょう。

RECOVERY

23 睡眠

スムーズな入眠と覚醒は、
自分の「行動」次第

寝つきと目覚めを司る物質が分泌されるタイミングや量は、個人の「行動」に大きく影響される。朝はいつまでも起きず、夜は遅くまで明るいライトを浴びるといったライフスタイルでは、寝つきと目覚めのリズムが崩れ、いつ健康が損なわれてもおかしくない。

見直すべきは「心と体を壊す」生活パターン

セロトニン、コルチゾール、メラトニンの分泌の変化は、絶対的なものではありません。**私たちの行動によって、快眠と目覚めを司る物質の分泌は、いとも簡単に影響を受けてしまう**のです。

たとえば、朝方に「コルチゾールとセロトニンの分泌が高まらないような行動」をとったら、どうなるでしょうか。あるいは夜に「コルチゾールが高まるような行動」をとったら、どうなるでしょう。コルチゾールはストレス対処ホルモンですから、夕方以降でもストレスを感じれば分泌されます。

人それぞれだとは思いますが、たとえば、朝、起きても、カーテンも開けず朝日を浴びることなく支度をし、家を出る。日中は室内に閉じこもりきりで仕事をする。

夜になっても都会の街はまぶしいほど明るく、遅くに帰宅してからも煌々と明かりを灯して過ごす。さらに、寝る直前まで食べたり、お酒を飲んだりする。さらにはベッドの中ですら、強い光を発するスマートフォンやタブレットを手放せない。

そして休みの日には思いっきり朝寝坊をして、やはり朝日を浴びるチャンスを逃してしまう……。**こうしたライフスタイルでは、セロトニン、コルチゾール、メラトニンの分泌は狂いっぱなしになり、いつ体調を崩しても不思議はない**のです。

寝つきの悪さや不眠で悩んでいる人、あるいは朝起きられない人は、基本的にコルチゾールとメラトニンが分泌されるタイミングが逆転しているのかもしれません。ではどうしたらいいか? これらが正常なタイミングで分泌される日常生活パターンへと変えていくための知識を身につけることです。ぜひ下記を参考に、自分の生活パターンを見直してみてください。

× **夜、激しい運動をする、暴飲暴食をする、熱い風呂(42度以上)に入る**
→本来は低下すべきコルチゾールが高くなり、メラトニンの分泌が阻害され、眠れなくなる。

× **夜遅くまで、パソコンや照明などの明るい光を浴びる**
→メラトニンの分泌には「闇」が必要。
→明るい光によってメラトニン分泌が妨げられ、眠れなくなる。

× **朝、いつまでもベッドから出ない**
→セロトニンとコルチゾールの分泌は、朝日を浴びることで、より高まる。
→セロトニンはメラトニンの材料となり、朝日を浴びてから15〜17時間後にメラトニンが分泌される。
→朝日を浴びない生活が続くと、寝つきが悪くなったり、眠りが浅くなったりする。

× **寝室に遮光カーテンをかける**
→朝、目覚めるには光の刺激が必要。
→朝になっても室内が暗いと目覚めが妨げられる。

RECOVERY

24 睡眠

「早起き、朝食、朝散歩」が理想的な一日の始まり

朝は６時ごろには起きる。軽くでも朝食をとる。そして、「まだ東の空にある太陽」の光を浴びながら10分ほど歩く。そうすれば、さまざまな課題やストレスが待ち受けている一日に、今日も元気よく飛び出していける。

なぜ「早起き」がいいのか

不調を解消し、健康を維持するためには、体内物質の自然な分泌の変動を妨げないような行動を選ぶこと。今までの説明から想像がつく部分もあると思いますが、ここで理想的な一日の行動をまとめておきましょう。

まず**朝は、平日も休日も、遅くとも６時半までには起床し、軽くでも朝食をとりたい**ところです。

これくらいの早起きをするのは、朝食後、セロトニンとコルチゾール分泌を高める朝日を浴びるために重要な習慣です。

大事なのは、**まだ昇りきっていない、東の空にある太陽の光**を浴びること。ワシントン大学の研究でも、セロトニンやコルチゾールなど、一日を快く始動させる体内物質の効果をもっとも高めるのは、ダークブルーとイエローが入り混じった日光であると報告されています。

その光が現れるのは、時間帯としては６時〜６時半くらいでしょうか。夜が白々と明けてきたあたりの、低い位置から照らされている朝日ですが、季節によって多少調整したほうがいいでしょう。

心身のタフネスにつながる朝の習慣

◯6時～6時半に起床、（窓を開け）朝日を浴びる～朝食

→コルチゾールの分泌を上げる。

→一日を始めるエネルギーを補給する。

→内臓を目覚めさせる。

→血糖値をコントロールする。

→セロトニン分泌を促す。

◯9時くらいまでに屋外を 10 分ほど歩く

→セロトニン分泌を上げる。

朝の体は「断食明け」でエネルギー不足

世の中には朝食を食べないほうが健康的だという説もあるようですが、私は食べたほうがいいという考えです。スタンフォード大学の学生たちにも、朝食はなるべく食べるよう、つねづね指導しています。

なぜなら、**朝の体は、寝ている間、何時間も何も食べていない「断食明け」の状態であり、エネルギーはカラッポ**だからです。

朝、食べることで、一日の始まりにエネルギーを補給し、内臓機能を始動させることができます。と同時に、朝食は血糖値コントロールにもつながります。

エネルギーがカラッポの状態で活動を始めると、昼食時には空腹がピークに達し、一気にたくさん食べてしまう可能性が高くなります。しかも、エネルギー不足の体は、すぐにエネルギーに変わる糖質を欲しがちです。

空腹のところにご飯やパン、パスタ、うどんなどの糖質食品を一気に流し込む。すると、血糖値が急激に上がり、その後、急激に下がるという、血糖値の乱高下が起こります。これが午後の眠

気や倦怠感につながるほか、毎日のように続けば糖尿病リスクも格段に高まってしまうのです。

つまり、**朝食をとることは、昼食の糖質の暴食を避けるという意味で、血糖値コントロールにもつながる**わけです。

また、セロトニンはリズミカルな運動でも分泌が高まります。「モグモグと咀嚼《そしゃく》する」というのは、セロトニンを高める「リズム運動」になります。**朝食には、セロトニン分泌を促す効果も期待できる**のです。

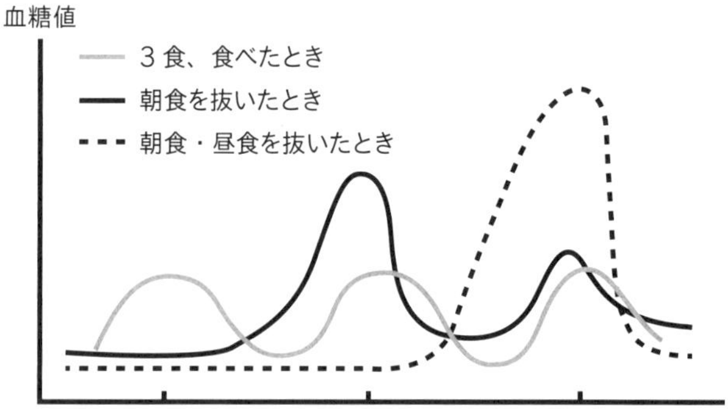

食事を抜けば抜くほど、血糖値の乱高下は激しくなり、眠気や疲労感の元になる

「朝、屋外の10分」は健康のゴールデンタイム

朝食を食べたら、いよいよ朝日を浴びるタイミングです。

窓越しに浴びるより直に浴びたほうがいいので、屋外に出ましょう。ちなみに、朝の柔らかい光とはいえ、日光を直視すると網膜を痛める危険があります。朝日を見るのではなく、朝日を全身に感じながら歩きましょう。

朝日を浴びながら歩くと、「朝日＋リズミカルな歩行」という

ダブル効果でセロトニン分泌が高まります。

「朝日の下で朝食をとる」だけでもいい

朝食をとったうえに歩く時間なんてない、という場合は、**朝日を浴びながら朝食をとる**というのもいいと思います。晴れた日に、屋外で朝食を食べると気持ちがいいですよね。これには、「朝日＋咀嚼によるリズミカル運動」というセロトニン分泌のメカニズムが関わっています。この気持ちよさもまた、脳科学的に説明できるということです。

さて、こうした行動でセロトニンの分泌が高まるわけですが、だからといって交感神経が働かずにぐったりしてしまうということはありません。

朝、目覚め、朝食をとり、朝日を浴びながら動くと、コルチゾールやドーパミン、エピネフリンの分泌も一気に高まります。これは交感神経の作用です。

このように、**朝の習慣によって、副交感神経に関連するセロトニンのみならず、交感神経に関連する神経伝達物質やホルモン分泌も高くなる**からこそ、私たちは、さまざまなタスクや課題、目標が待ち受ける一日へと飛び出していけるのです。

体というものは、すべて「バランス」が重要です。自律神経のバランスがとれていて、ホルモンも脳内神経伝達物質もバランスよく分泌されている。そんな体内の状態でこそ、私たちは過度に緊張せず、過度にリラックスしすぎず、ベストな心身の状態で活動力を発揮できるというわけです。

RECOVERY

25 睡眠

一日に浴びる光は「角度」「タイミング」が大事

なぜ、起きてすぐに浴びるのは「まだ東の空にある太陽の光」がいいのか？　夜、浴びるのを避けたい光とは？　ひと口に「光」といっても、浴びる「角度」と「タイミング」によって体に及ぼす影響は大きく異なる。

午前中のやる気は夜の習慣で決まる

早起きして朝食をとり、10分ほど朝日を浴びながら歩く。この朝の習慣は、実は夕方や夜の習慣に左右されます。

たとえば、夕方以降にコルチゾールが高まるような行動をとると、メラトニン分泌が抑えられて、スムーズに入眠できません。

そうなると睡眠不足になったり、睡眠の質が低下したりするため、朝、スッキリと目覚められません。そしてスッキリ目覚められなければ、一日の活動が始まる前に朝食をとることも、朝日を浴びながら歩くことも難しくなってしまうでしょう。

当たり前の話ですが、**今日の朝は昨日の夜の続きなので、夕方や夜の習慣が、如実に朝の習慣に影響する**というわけです。

そこで、ぜひ覚えておいていただきたいのは、浴びる光の「角度」と「タイミング」です。太陽の光や室内の照明など、私たちは多くの時間、光を浴びて過ごしていますが、「いつ、どんな角度の光を浴びるのか」が、バイオリズムに大きく影響するのです。

朝の習慣を守るための夜の習慣

- 夕食は遅くとも就寝の2〜3時間前までに終える。
- 38度くらいのぬるめのお湯に15分ほどつかる。
- 夕方以降は、ローアングルの薄暗い光の中でゆっくり過ごす。
- テレビ、パソコン、スマートフォン、タブレットなどの使用は極力控えて、本でも読みながら静かに過ごす。

朝の重要な習慣に「朝日を浴びること」がありますが、これは、単に「起床後に陽光を浴びる」という意味ではありません。休日の昼ごろにようやく起床し、真上から照りつける陽光を浴びても、朝日と同等の効果は得られないでしょう。

なぜなら、**まだ低い位置にある太陽のダークブルー〜イエローの光にこそ、セロトニン分泌を高める効果がある**からです。

では夕方以降はどうでしょうか。そこでの光の浴び方が、朝の過ごし方に関わってきます。ヒントは自然界の光の移動です。朝、東の空から昇る太陽は、日中は真上から照りつけ、そして西の空へと沈んでいきますね。ローアングルからハイアングル、そしてローアングルという動きになっています。

人体も、本来ならば、この自然の動きとともにあるべきです。つまり理想をいえば、**健やかな夜の入眠と朝の目覚めのために、夕方以降は、頭の上から光を浴びないほうがいい**のです。

「ローアングル」の光は 副交感神経に穏やかに効いてくれる

浴びる光の「角度」と「タイミング」は自分で工夫して調整できる。たとえば、同じ人工的な光でも、夜は頭上から照らすシーリングライトではなく、低い角度から照らすスタンドライトにする。これだけでも、夜の入眠をそれほど妨げない効果が期待できる。

間接照明が無理ならスタンドライトでもいい

現代人のライフスタイルでは、夕方以降に頭の上から光を浴びないというのは、さすがに難しいと思います。せめて**夕食後、あるいは帰宅後は、室内の灯りをローアングルに調整できるようにしておく**といいでしょう。

欧米の家には決まって間接照明が設置されていますが、日本では、天井に取り付けられたシーリングライトしかない家が多いのではないでしょうか。

日中に仕事や勉強に集中する場所は、シーリングライトでかまいません。でも、居間や寝室など夜の時間を過ごす場所には、たとえば、**テーブルを斜め横くらいから照らす高さのスタンドライトを設置し、夕食後や帰宅後は、シーリングライトを点けずにスタンドライトだけにする。**これだけでもローアングルの照明になります。

雲がかかっていない夕日の照度は300ルクス程度ですから、家の中でも、これ以上にならないように調整しましょう。かなり薄暗いように感じるかもしれませんが、それがスムーズな入眠の鍵です。照度計付きのスマートフォンアプリなども利用して、健やかな眠りを妨げない環境をつくってください。

このように、浴びる光の「高さ」と「タイミング」をマネジメントすることも健康的な睡眠を確保するには大切なのです。そしてそれが翌朝につながる。つまり、前述した理想的な朝の習慣も可能になっていくというわけです。

光とメラトニン分泌の相関

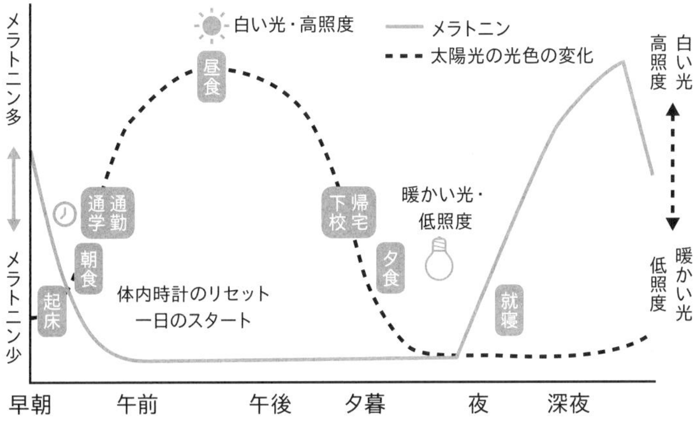

バスケ選手が実証した「10時間睡眠の効能」

私とアスリートたちが真剣に睡眠と向き合いはじめたのは、10年ほど前、私がスタンフォード大学の男子バスケットボールのチームで働いていたころのことです。当時、同大学に在籍していた睡眠研究者のチェリー・マーさんが「睡眠がバスケットボール選手のパフォーマンスにどう影響するか」という研究を提案してきたことがきっかけでした。

マーさんは、まず、大学のバスケットボール部員に2週間のベースライン（睡眠時間の自己申告とウェアラブル・デバイスを装着しての基準値測定）期間の後、毎日10時間以上の睡眠を6週間にわたってとるように指示しました。そして、その間の練習時のパフォーマンスや、気分の変化を記録しました。

通常、スタンフォード大学の選手たちは1日24時間のなかで、大きく分けて3つのことをしなくてはなりません。

1つ目は「勉強」です。まず朝9時ごろから14時ごろまで授業があり、練習、夕食の後、19時ごろから宿題やグループプロジェクトに取り組みます。2つ目は「練習」です。14時過ぎから18時ごろまで最長4時間、ウェイトトレーニングとスキルトレーニング、さらにはチームミーテイングがあります。

そして3つ目が「睡眠」ですが、日中、多忙を極める選手たちが真っ先に削るものといえば睡眠でした。勉強や練習の他に食事やプライベートの時間もあるため、マーさんの指示どおり、毎日、10時間の睡眠を確保することは簡単ではなかったのです。なかには、1日の予定を書き込んだ手帳を見ながら、どこを改善すれば睡眠時間を増やせるのかを一緒に考えた選手もいました。

さて、この睡眠に関する臨床研究の結果はどうだったかというと、次のとおり。練習時のパフォーマンスが軒並み向上し、気分においてもポジティブな変化が観察されました。

・282フィート走(コートを縦に1往復半):16.2±0.61秒から15.5±0.54秒へ短縮
・フリースローの成功率:9%増加
・スリーポイントシュートの成功率:9.2%増加
・日中の眠気と気分:日中の気だるさ、倦怠感、疲労感の数値が下がり、イライラ感、怒りっぽさ、気持ちの混乱が大幅に解消された。

この実験で私がもっとも印象に残った点は、多忙な選手たちが生活パターンを工夫し、睡眠時間を確保したことです。実験前のベースラインの平均は自己申告で7時間50分、測定値で6時間40分でしたが、6週間後には自己申告で10時間24分、測定値で8時間24分まで延びました。

忙しいと、ついつい睡眠時間を削ってしまう。きっと誰もが覚えのあることだと思いますが、どんなに忙しいように思えても、普段の生活サイクルのどこかに、十分な睡眠を確保するための改善点があるはずなのです。みなさんも、睡眠の重要性を理解した今ならば、それくらいの努力・工夫をしても補って余りあると思えるのではないでしょうか。

ここからは後日談ですが、実験時に1年生、2年生だった選手のうち4名が卒業時にNBAにドラフトされ、そのうちの2名は、なんと大学を卒業するまでに修士号まで取得してプロの世界に入りました。これもまた、日中のマネジメントをしたことが十分な睡眠につながり、十分な睡眠が日中のパフォーマンスを上げた結果と見ていいでしょう。

RECOVERY

27 食事

快適な体をつくる3つの基本
糖質、脂質、タンパク質の食べ方

炭水化物は「とり方に気をつける」、タンパク質は「毎食、肉・魚、卵・豆類のうちどれかを食べる」、脂質は「とりすぎに気をつけながら、オメガ３系脂肪酸を意識的にとる」――この心がけが、健康的な食生活の土台となる。

糖質は、もっとも速やかにエネルギーになる

何を食べるか、いつ食べるか。私たちの体は食べたものでできているので、食生活についても触れておかねばなりません。

月並みな言い方かもしれませんが、もっとも重要なのは栄養バランスです。

「これさえ食べておけばいい」というものはありません。**糖質、脂質、タンパク質の３大栄養素に、各種ビタミン、ミネラル、食物繊維。**これらを日々、バランスよくとることが高パフォーマンスが発揮できる心身につながります。

タンパク質、脂質、糖質、すべて体のエネルギーになりますが、もっとも速やかにエネルギーに変換されるのは糖質です。

近年は、糖質の悪い面ばかりが強調されているように見えます。ご飯やパンなどの炭水化物を口にしない「糖質オフダイエット」の流行も続いているようですが、炭水化物をまったく食べないというのは非常に不健康といえます。

３大栄養素に数えられているとおり、**糖質は体に不可欠な栄養素**です。糖質を多く含む炭水化物は、決して「食べてはいけない

もの」ではなく、「食べ方に注意が必要なもの」と心得ておいてください。

炭水化物とは糖質と食物繊維がミックスされたものですが、比率的には糖質のほうが圧倒的に高くなっています。特に**白米、白いうどん、白いパン、白いパスタなど「白い炭水化物」は高糖質**という点には注意が必要でしょう。

炭水化物（糖質食品）の選び方

- **白い炭水化物は、栄養素が豊富な表皮が取り除かれており、糖質の割合が高い**

→血糖値が乱高下するリスクがある。

- **ビタミン、ミネラル、食物繊維は穀類（米や小麦）の表皮に多く含まれている**

→玄米、全粒粉パンなど、表皮の養分が少しでも残っている「茶色っぽい炭水化物」を選ぶ。

タンパク質は筋肉、神経伝達物質の材料になる

タンパク質は、まず体内で最小単位のアミノ酸にまで分解されます。そこから、さらに用途に応じてタンパク質へと再合成され、筋肉など体を構成する組織や、セロトニンなどの神経伝達物質の材料になります。

こうしたアミノ酸の種類と機能をすべて頭に入れるのは少し大変ですし、その必要もありません。ただ「毎日、複数種類のタンパク質食品をふんだんに食べる」と覚えておけば、自然と、必要十分な各種アミノ酸を補給できるはずです。

つまり**「朝、昼、晩で、なるべく重複しないよう、赤身の豚肉**

や牛肉、鶏肉、ラム肉、卵、魚類、貝類、大豆製品を食べる」ということです。やる気が出ないとか、落ち込みがちなど、特に**ストレスの悪影響を受けていると感じるときは、タンパク質食品をより多めにとる**といいでしょう。

神経伝達物質へと合成されるタンパク質

- **トリプトファン（鶏むね肉に多く含まれる）**

→幸福感を生むセロトニン

- **フェニルアラニン（卵に多く含まれる）**

→意欲を生むドーパミン

- **チロシン（大豆・乳製品に多く含まれる）**

→意欲を生むドーパミン

- **レシチン（大豆に多く含まれる）**

→集中力を司るアセチルコリン

脂質は細胞膜、ホルモンの材料になる

脂質は、細胞膜、ホルモン、神経伝達物質の材料になります。

糖質、タンパク質の倍ほどのエネルギーがあるため、脂質で一番気をつけたいのは**「油っこいものを食べすぎないこと」**。そのうえで、もう少し意識できそうなら**「オメガ３系脂肪酸」をとる**ように心がけるといいでしょう。

体に必要な脂肪酸には、オメガ６系とオメガ３系の２種類があります。オメガ６系はコレステロール値を低下させる一方、炎症を促進し、オメガ３系は炎症を鎮静するというように、これらは体に必要な相反する作用をもつため、両方ともバランスよくとる

ことが大切です。

しかし、いわゆるサラダ油やごま油など、料理でよく使われる油の多くはオメガ６系であり、私たちは、放っておくとオメガ３系が不足しがちなのです。

油脂の選び方

● オメガ3（積極的にとりたい）

→アマニ油、エゴマ油、アボカド、青魚、鮭

● オメガ6（少し控えめにしたい）

→サラダ油やごま油

※オリーブ油はオメガ9系脂肪酸。体に必要な脂肪酸ではないが、オメガ9系のオレイン酸にはLDLコレステロール（悪玉コレステロール）を低減させる作用があるとされている。HDLコレステロール（善玉コレステロール）は余分なコレステロールを回収して肝臓に戻す「清掃車」の役割を果たす一方、LDLは肝臓で作られたコレステロールを全身へ運ぶ役割を担っている。LDLが増えすぎると動脈硬化を起こし、心筋梗塞や脳梗塞を発症するリスクがある。

RECOVERY

28 食事

「食べる順番」で
血糖値をコントロールする

「血糖値の乱高下」が続くと、血糖値コントロールを担う臓器が疲弊し、肥満や糖尿病のリスクが高くなる。これを防ぐには、まず「食物繊維を多く含むもの」「タンパク質を多く含むもの」を食べてから、炭水化物を食べること。

ポイントは「糖質の低い順」に食べること

「食べる順序」は、**まず野菜や海藻など食物繊維の多いもの、次に肉や魚、豆類などタンパク質（脂質）の多いもの、そして最後に炭水化物**、という順序にします。

1種類ずつ食べきらなくても、食事の最初のほうだけ順序を守れば、あとは好きなように食べてもかまいません。

なぜ、**炭水化物は後回しなのかというと、血糖値の乱高下を避けるため**です。食べものが体内に入ると血糖値が上がりますが、この上がり方は緩やかであればあるほど理想的です。

朝、何も食べずに、昼、お腹ペコペコのところに白米を一気に食べるなどは、最悪の食べ方といっても過言ではありません。

血糖値が急激に上がると、その後、一気に下がります。その状態を脳は「エネルギー不足」と見なし、眠さやだるさが生じます。

さらには急に空腹を感じて、本当は必要がないのに間食をしたくなります。しかも、速やかにエネルギーに変わる糖質が欲しくなる。血糖値の乱高下によって、パフォーマンスが悪くなるうえに肥満リスクも高くなるというわけです。

そればかりか、血糖値が乱高下するような食べ方を続けていると、毎食後のように、血糖値を下げるインスリンが大量に分泌され、次第にインスリンを分泌する膵臓《すいぞう》が疲弊していきます。

そうなるとインスリンの分泌が悪くなり、今度は血糖値が下がりにくくなってしまう。いわゆる高血糖症となり、糖尿病リスクが高くなります。つまり、**食物繊維→タンパク質（脂質）→炭水化物という順序は、血糖値の乱高下を避けるために「糖質の低い順」に食べようということ**なのです。

食べ方の工夫

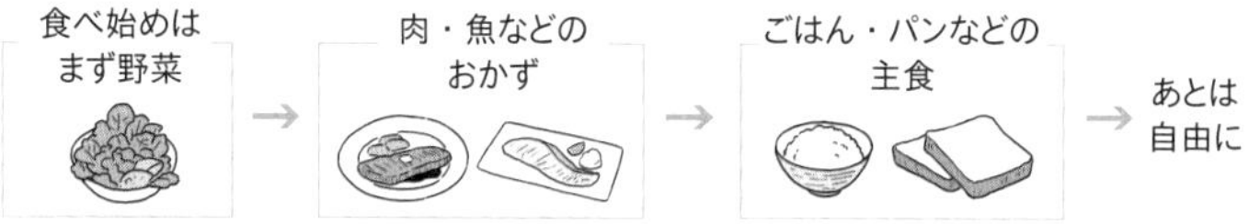

水分補給も忘れずに！

成人の体は65～70％が水分ですから、水分を十分とることも忘れてはいけません。食べものから補給できる分を除いて、**1日に1.5リットル～2リットルの水を飲む**ようにしてください。お茶やコーヒーでもかまいませんが、メインで飲むのは、やはり水がいいでしょう。

1日をかけてマメに飲むというのが水分補給の鉄則です。

寝る直前になってから、ぜんぜん水分補給していなかったことに気づき、ガブガブ飲むというのは避けてください。朝からマメに水分補給して、夕方17時、遅くとも夕食前までには飲みきる。それ以降は、喉の渇きを感じたときに飲むだけにします。

ビタミン、ミネラルは「代謝」をサポートする必須アイテム

３大栄養素をとっても、「体内で活用できる形」に変換されなくては意味がない。そこで必要なのが各種ビタミン、ミネラル。これらはエネルギーにはならないが、３大栄養素の「代謝」を助けることで、心身の健康に大きな役割を果たしている。

エネルギーにはならないが、重要な栄養素

３大栄養素は体のエネルギーになったり、体の組織をつくったり、体内で分泌されるホルモンや神経伝達物質の材料になったりと非常に重要な栄養素です。しかし、この３つさえとっていれば健康が維持されるというわけではありません。

これらの栄養素を体内で活用するには、用途に応じて分解したり、形を変化させたりしなくてはいけない。この体内活動を「代謝」と呼びますが、**代謝には「微量栄養素」と呼ばれるビタミン、ミネラルが必要**なのです。

ここでは、特に日常的に意識してとりたいものを紹介します。加熱すると栄養素が壊れるのではないか、といったことは、とりあえず気にせずに、まずは基本的な知識を身につけ、**「栄養価の高い食べものを選ぶ」**ことを意識するといいでしょう。

「野菜嫌い」でも野菜を食べるコツ

ビタミン、ミネラルは肉や魚にも含まれているのですが、やはり野菜、きのこ類、海藻なども食事に組み入れたいものです。

というのも、**野菜、きのこ類、海藻には、ビタミン、ミネラルと並ぶ重要な成分、食物繊維も多く含まれている**からです。

食物繊維の役割は、主に大腸内にある老廃物や不要物、毒素を体外に出すこと。いわば「大腸のおそうじ係」として全身の健康に関わっているのですが、食物繊維は、肉や魚ではほとんど補えません。

野菜、きのこ類、海藻類は、ビタミン、ミネラル、そして食物繊維の補給に不可欠。スタンフォード大学には野菜嫌いな選手も多いのですが、私は「どういう形でもいいから、野菜を口にしてくれたら万々歳」と考えています。

もちろん緑黄色野菜のサラダを食べてくれるのが一番です。

でも、たとえば、ナッツやオリーブオイルを加えたほうれん草のソースを鶏のささみにのせ、チーズをかけて焼いたグラタンでも、野菜がいっさい口に入らないよりは、ずっといいと考えます。このグラタンに加えて、ふと気が向いて緑黄色野菜のサラダも食べてくれたら、なおよしです。

みなさんの中にも、野菜が苦手な人がいるかもしれませんが、まずは、**どんな形でも「おいしい」と思える形で野菜を食べる**ことを心がけてみてください。

積極的にとりたいビタミン

■ビタミンA

体内での働き……タンパク質と結合して働く。のど、気管支、胃腸などの粘膜を保護する。皮膚や毛髪の老化を抑え、再生に関わる。目の機能の維持。がんの予防や、免疫の維持・向上に関わる。

多く含まれる食品……ビタミンAは大きく分けてレチノールとプロビタミンAカロテノイドの2種類あり、レチノールは動物性食品（肉、魚介、乳製品)、プロビタミンAカロテノイドは植物性食品、主にかぼちゃ、ニンジン、ブロッコリー、春菊、小松菜、モロヘイヤ、ほうれん草などの緑黄色野菜やフルーツに多く含まれる。

摂取のコツ……油に溶けやすい脂溶性ビタミンなので、油で調理するなど脂質と一緒にとる。

■ビタミンB群

体内での働き……あらゆる種類の酵素の補酵素として働く。単独では効果を発揮しにくく、他の栄養素と補い合って作用する。

・ビタミンB_1：糖質の代謝に不可欠。脳の働きに関与する。神経の働きを正常に保つ

・ビタミンB_2：脂質の代謝に不可欠

・ビタミンB_6：タンパク質の代謝に不可欠

・ビタミンB_{12}：造血に不可欠

・ナイアシン：エネルギー産生に関わる。皮膚や粘膜を健康に保ったり脳神経の働きを助けたりする。セロトニンと同じくトリプトファンを材料とし、しかもトリプトファンはナイアシン生成に優先的に使われるため、ナイアシンを日ごろ十分に摂取することでセロトニンの材料不足（トリプトファン不足）を防げる

・パントテン酸：糖質、脂質、タンパク質の代謝に関わる

・ビオチン：皮膚や粘膜、毛髪を健やかに保つ

・葉酸：ドーパミン、セロトニンなどの神経伝達物質の代謝、リン酸（神経伝達物質同士の信号のやり取りに必要）の修復、塩基（DNA の材料）の生成に関わる。DNA のコピーミスを修正する。がん予防に関わる。妊娠初期の胎児の発育に重要。

多く含まれる食品……
・ビタミンB_1：赤身の豚肉
・ビタミンB_2：鮭、豚レバー、牛レバー
・ビタミンB_6：マグロ、かつお
・ビタミンB_{12}：鮭、貝類
・ナイアシン：きのこ類、魚介類
・パントテン酸：鶏レバー、豚レバー、牛レバー、うなぎ
・ビオチン：鶏レバー、ピーナッツ
・葉酸：緑黄色野菜全般

摂取のコツ……動物性タンパク質、ナッツ類、野菜をバラエティ豊かに食べることで、自然とバランスよく補える。

欠乏すると……筋肉痛、疲労、記憶力減退、集中力低下など

■ **ビタミンC**
体内での働き……コラーゲン（骨、軟骨、皮膚などの組織に必要）を生成し、維持する。免疫の維持・向上に関わる。副腎皮質ホルモンの分泌を促すことで抗ストレスに働く。鉄の吸収を助ける。

摂取のコツ……ほうれん草、ピーマン、キャベツなどの野菜、柑橘類などの果物に多く含まれるが、近年は野菜中の含有量が激減していることが指摘されるため、例外的にサプリメントによる摂取を推奨。ただし必ず医師に相談し、自分の基準値を知ったうえで調整すること。

■ **ビタミンD**
体内での働き……カルシウムの吸収を助け、骨や歯を丈夫にすることに関わる。セロトニン分泌を促す。免疫の維持・向上に関わる。血糖値・血圧をコントロールする。

多く含まれる食品……青魚、鮭、しらす干し、うなぎ、きのこ類

摂取のコツ……ビタミン D は、日光を浴びることで皮膚上でも生成される。厚生労働省によると、1日に必要なビタミンDの3分の1程度は食品からとり、3分の2以上は日光を浴びることで補う必要がある。このため、1日に 15 ～ 30 分は日に当たる（夏季を想定。冬季はこれよりも長めと考える）。ビタミンD代謝ではマグネシウムを消費するため、マグネシウムを多く含む食品（海藻、ナッツ類）も意識的にとる。

積極的にとりたいミネラル

■マグネシウム

体内での働き……ビタミンB群の働きを助ける。エネルギー産生やタンパク質の合成、ホルモン分泌を促す。体内の代謝を円滑にする。骨や歯の形成に関わる。セロトニンの生成や、神経伝達物質の働きを助ける。スムーズな入眠を助ける。カルシウムと共に精神を落ち着かせる作用があるため、専門家の間では「天然の精神安定剤」と呼ばれている。

多く含まれる食品……海藻、ナッツ類

摂取のコツ……利尿作用のあるカフェイン、アルコールをとるとマグネシウムが尿として排出されてしまうため、コーヒーや酒を飲んだときは、より意識的にマグネシウムが含まれる食品を食べる。

■カルシウム

体内での働き……マグネシウムの兄弟的なミネラル。骨や歯の主要成分となる。神経伝達物質の分泌を促す。ホルモン分泌に関わる。自律神経を調整する。精神を落ち着かせる。

多く含まれる食品……魚介、乳製品、小魚、大豆製品

摂取のコツ……タンパク質食品と共にとると体内への吸収力が上がるため、肉、魚介、卵、豆類と一緒に食べる。カルシウムの体内吸収にはビタミンDが欠かせないため、日光に当たる。

■カリウム

体内での働き……細胞の浸透圧を調整し、健やかに保つ。腎臓でのナトリウムの再吸収を抑制し、尿中への排出を促すことで高血圧を抑える。血圧と共に心臓の働きにも関わるため、心拍変動にも影響を及ぼす。

多く含まれる食品……海藻、ほうれん草、小松菜、かぼちゃ、バナナ、メロン、桃、キウイ、りんご

摂取のコツ……塩分が多めの食事のときには意識的にとる。

■鉄

体内での働き……タンパク質と共に赤血球中のヘモグロビンの材料であり、造血、体内の酸素運搬に関わる。脳と体の疲労を改善する。

多く含まれる食品……海藻、貝類、ほうれん草、牛肉、牛レバー、マグロ、かつお、いわし

摂取のコツ……ビタミンCの働きで体内に吸収されやすい形に変わるため、ビタミンCを多く含む食品（野菜、果物）と一緒に食べる。

■亜鉛

体内での働き……ドーパミンなどの神経伝達物質の働きを助ける。エネルギー産生、DNAの合成・修復、免疫の維持・向上に関わる。必須脂肪酸（体内では生成されない脂肪酸）の生成を促す。味覚を正常にする。抜け毛を予防する。生殖機能に関わる。

多く含まれる食品……赤身の肉、牡蠣

摂取のコツ……ビタミンCと共にとると体内に吸収されやすくなるため、ビタミンCを多く含む食品（野菜、果物）と一緒に食べる。アルコール代謝に使われるため、酒を飲むときは亜鉛の多い食品をより意識的に食べる。汗から排出されるため、激しい運動で多量の汗をかく場合なども、亜鉛の多い食品を意識的に食べる。

3つのことに気を使っていれば、サプリメントには頼らなくても大丈夫

栄養素は、基本的に「食事で補う」と心得ておいたほうがいい。サプリメントのほうが効率的に栄養補給できると思うかもしれないが、いくら複数種類のサプリメントを一度にとっても、食事による「主菜＋副菜＋主食の複合的な栄養価」にはかなわない。

「栄養は食事でとる」を基本原理とする

私は、よほどの栄養欠乏状態でない限り、サプリメントをとることはすすめません。

栄養は食べものからとることが、まず大事。なぜなら、それらには体に必要な栄養素が複合的に含まれているからです。

つまり**「食事」という行為は、生理学的に見れば、複数の食べものを一緒にとることで、体に必要な栄養素をまとめて摂取するということ**なのです。

たとえば、セロトニンの材料となるトリプトファンの合成には、食べものから摂取したタンパク質が必要です。トリプトファン不足にならないためには、肉や魚、豆類、卵などタンパク質食品をふんだんに食べること。しかし、それだけでは不十分です。

実は、体内で合成されたトリプトファンを効率よく脳に運ぶには糖質が欠かせません。**「おかず＋ご飯」という「タンパク質＋炭水化物」の組み合わせは、単に味覚的に相性がいいというだけでなく、体にとっても理にかなった食べ合わせ**なのです。

また、体内でタンパク質を合成し、神経伝達物質をつくるには

酵素となるビタミンB_6が必要です。ビタミンB_6は、カツオ、マグロの赤身、鮭、豚肉、鶏肉などに多く含まれています。

肉類（特に牛肉）には亜鉛、魚類にはオメガ３が豊富に含まれます。こうした**動物性食材を主菜として、きのこを使った副菜があればビタミンD、カルシウム、鉄、マグネシウム、食物繊維を補給できますし、ほうれん草など青菜を使った副菜があれば葉酸も補給できます。**

いかがでしょうか。ちょっとした栄養の知識があれば、サプリメントに頼らなくても、１回の食事で多種多様な栄養素を摂取できるというわけです。

バランスのいい食事のルール

ルール1：1度の食事に肉、魚、大豆製品、卵のいずれかを入れる

→タンパク質、脂質の補給

ルール2：1度の食事に、必ず数種類の野菜、きのこ類、海藻を入れる

→ビタミン、ミネラル、食物繊維の補給

ルール3：1度の食事に、必ず主食（なるべく茶色っぽい炭水化物）を入れる

→糖質の補給

私がよく食べる栄養たっぷりサラダ

栄養素をまんべんなく補うには「いろいろなものを食べること」が鉄則です。ここで１つ、スタンフォード大学の生徒たちにすすめ、私自身もよく食べている栄養たっぷりのサラダを紹介しておきましょう。

アボカドとビーツを食べやすい大きさに切り、塩、こしょう、バルサミコ酢、多めのオリーブ油で和えます。仕上げに砕いたアーモンドをたっぷりトッピングします。**アボカドは、果物の中でもトップクラスの食物繊維を含む**ほか、ナイアシン、葉酸、パントテン酸、カリウム、オメガ3（α-リノレン酸）などにも富みます。そのうえ糖質が低く、食後の血糖値の乱高下が起こりにくいというメリットもあります。大学のカフェテリアではアボカドを使った料理がよく出されていますし、選手が遠征する際にも、私は必ず宿泊先の食堂にアボカドをリクエストします。

ビーツは、カリウム、ビタミンB_6、疲労回復に役立つ葉酸やタウリンなどが豊富です。私が日本にいたころはあまり見かけませんでしたが、今では、水煮やピクルスといった形で一般的なスーパーでも入手しやすくなっているようです。トッピングの**アーモンドはマグネシウムとカルシウムが多く含まれます。**

このサラダなら、先ほど挙げたような積極的にとりたいビタミン、ミネラルをまとめて摂取できます。調理にはほとんど時間がかかりません。それでいて「時間がないからパンやおにぎり」などより、ずっと栄養価の高い食事になるのです。

いくら体のためといっても、いつも同じものでは飽きてしまうでしょうし、好き嫌いや文化的事情のために食べられない食材もあるでしょう。ですから、たとえば**「１回の食事に必ずタンパク質食品を食べる」と決めておけば、それは肉でも魚でも卵でも豆類でもいい**わけです。

食べものにはどんな栄養素が含まれており、体内でどういう働きをするのか。ざっくりとでもいいので正しい知識をもち、「今日、食べるもの」のチョイスを増やしておくことが、タフな体をつくる食生活のコツです。

「巣ごもり」で鉄欠乏、ビタミンD欠乏に

新型コロナウイルスの感染拡大の影響で大学が閉鎖になった2020年春、私は、生活習慣の指導の大切さを改めて痛感しました。水泳部の学生たちも家に閉じこもることを余儀なくされ、屋外のトレーニングができませんでした。また、休校となったことで学生への食事指導が行き届かなくなったのです。

半年後、ようやく大学が再開され、選手たちが戻って来た際に久々に血液検査を行なったところ、大変な結果が出てしまいました。**50人中85%が鉄不足、さらに50人全員がビタミンD不足**だったのです。

それから、チームを挙げての対策に取り組みました。栄養不足になると、シーズンの中盤〜後半でリカバリーの調整に影響してきます。ただしシーズン前半の栄養不足も問題で、調子が上がらないために無理に練習量を増やしたり、病気にかかりやすくなったりと大きな影響をもたらします。したがって、すぐにでも選手たちの栄養状態を回復させる必要があったわけです。

例年ならば即座に通常練習に入るところ、ひとまず練習量は抑え、栄養状態を回復させなくてはいけません。2020年のシーズン初めは、そこに6週間を費やすことになりました。サプリメントを併用しつつ、栄養バランスのとれた食事と日光浴の習慣などを徹底的に指導しました。

その間は、「朝か晩のどちらか来ればいい」というオプション練習。7週間後、血液検査の結果がやっと基準に達したところで通常の朝晩の2部練習に切り替えました。さらに6〜7週間後の試合では、みな自己ベストを連発するという快挙でした。試合でいい結果が出て、私たちメディカルチームも、

ようやく一息つくことができました。

何よりもよかったのは、2020～21年の9月～4月の競泳シーズン中、誰一人として風邪や病気で休む選手が出なかったことです。

冬でも屋外プールで練習している水泳部では、外気温が下がってくると、決まってシーズン途中で疲れが出て部員の病気に対する抵抗力が落ち、インフルエンザが流行します。しかし2020～21年は一人も風邪を引きませんでした。これも、普段より徹底した栄養指導、休息を含む生活指導の成果なのかもしれません。

練習を休まない（風邪を引かない、病気にならない）、これはアスリートにとってとても大切なことです。しかし、もっと大切なことの1つは、**「いつもよい体調で練習に臨む」**ことです。

これは社会全体にもいえることです。コーチはもちろん、上司や指導者の休息に対する知識の底上げが必要です。闇雲に練習タイムを測ったり、長時間働かせたりしても物事はうまくいきません。物事がうまくいくように、**すべての可能性のドアが開く環境をつくるのがコーチ、指導者、上司の役目なのです。**

「体育会系」というのは、アメリカにも存在します。スタンフォード大学の水泳部でも、過去には激しく選手を追い込む指導法がとられたことも少なくありません。しかし本当に選手を伸ばすのは、メンタル面のサポートを含めた体調管理です。新型コロナウイルスが流行した2020～21年は、特に心拍変動（HRV）、ミネラルやビタミン値の測定、それらデータに基づく練習計画と休息、それが競技においてどれほど有利に働くのかを改めて痛感し、コーチたちとも話し合ったシーズンとなりました。

RECOVERY

31 食事

空腹を我慢するより、
間食したほうがいい

空腹を我慢すると、次の食事で「ドカ食い」してしまいがち。何か食べたほうが、格段にカロリーコントロール、血糖値コントロールがしやすくなる。では何を食べるか？「賢い間食のルール」は、栄養価の高いタンパク質食品を選ぶこと。

小腹が空いたら「アーモンドチョコ」を食べる

「食事は１日３回、間食は肥満の元」と考えている人も多いかもしれませんが、実は、空腹を放っておくほうがよくありません。

血糖値が下がると空腹を感じます。それを我慢して我慢して「やっと食事だ！」となると、必要以上に食べたり、慌ててご飯をかきこんだりして、血糖値が一気に上がる可能性が高い。**小腹が空いたら、むしろ少しお腹に入れたほうがいい**のです。

おすすめは、**アーモンドなどのナッツ類**です。

スタンフォード大学のスポーツ施設内にも、至るところにローストミックスナッツなどを入れた「スナックステーション」があり、学生が手軽に栄養補給できるようにしてあります。

日中、小腹が減ったときにおすすめなのは、意外かもしれませんが、アーモンドチョコレートです。

アーモンドには、カルシウム、マグネシウム、セロトニンの材料になるトリプトファン、ドーパミンの前駆体（ある物質が生成される前の段階の物質）であるチロシンが多く含まれています。ドーパミンはノルエピネフリン、エピネフリンの前駆体ですから、

チロシンは、意欲や集中力を高めるうえで非常に重要な成分です。

また、カカオ含有量の多いダークチョコレート（100％に近ければ近いほどよい）には、カルシウム、マグネシウムのほか、興奮した神経を落ち着かせるGABA（ギャバ）、強力な抗酸化物質であるカカオポリフェノール、精神を安定させリラックスさせる作用があるテオブロミンが多く含まれています。

つまり**アーモンドチョコレート（ダーク）は、現代人に不足しがちな栄養素を補えるうえに、セロトニン系にもドーパミン系にも寄与する機能食**といえるのです。ただし、チョコレートは高カロリーなので、おいしいからといって食べすぎには注意してください。

賢い間食のルール

高栄養価の食品をとる

→ナッツ類、ゆで卵、サラダチキンなど。おすすめはアーモンドチョコレート（ダーク）。

間食で避けたい食品

→ケーキ、クッキー、おせんべい、おにぎりなど糖質が多いもの。

※間食は「1日1～2回」。ただしカロリー過多にならないように調整する。

RECOVERY
32 ルーティン

「今日一日の自分」を振り返る ログづけのすすめ

体のリカバリー力を上げるには「自分を観察すること」も大切。今朝の目覚めはどうだった？「心拍変動」は？　日中はどれくらい集中できた？　夕飯は何時に食べた？　寝つきはどうだった？など自分の状態を記録し、傾向と対策を立てる。

自分の心身の傾向を知れば、対策も立てやすい

疲労は、さまざまな臓器やホルモンが絡んだ複合的な症状であり、単純に「これさえやれば解消する」というようなものではありません。

かといって車の整備のように、体の臓器を１つひとつ点検して回るというのはできませんね。

そこでおすすめしたいのは、「ログ」をつけることです。

私たちは日々、活動しているので、「いっさい疲れない」というのは無理な相談です。では、**何をした日に、どんな症状が表れたか。記録をつけ、傾向をつかむことが「疲れてもリカバーできる体」づくりにつながる**でしょう。

一日を振り返るリスト

朝について

- 朝、何時に起きたか？
- 目覚めたときの体調、気分は？
- 心拍変動の数値は？
- 起きた後、何をしたか？
- 朝食は何時に、何を食べたか？

日中について

- 日中の集中度は？
- 昼寝はしたか？　何時に、どれくらい寝たか？
- 日中の眠気はどれくらいか？
- 昼食は何時に、何を食べたか？
- 何時間くらい働いたか？

夜について

- 夕食は何時に、何を食べたか？
- アルコール、タバコの摂取は？
- 睡眠前の時間をどう過ごしたか？
- 何時に寝たか？
- ベッドに入って、どれくらいで眠りに落ちたか？
- 夜中に目は覚めたか？
- 今日一日を振り返って、糖分をどれくらいとったか？
- 今日一日を振り返って、何分くらい日光を浴びたか？
- 寝る前に何分、呼吸エクササイズをしたか？

PART 2

最高の成果を出せる 強いメンタルと体づくり

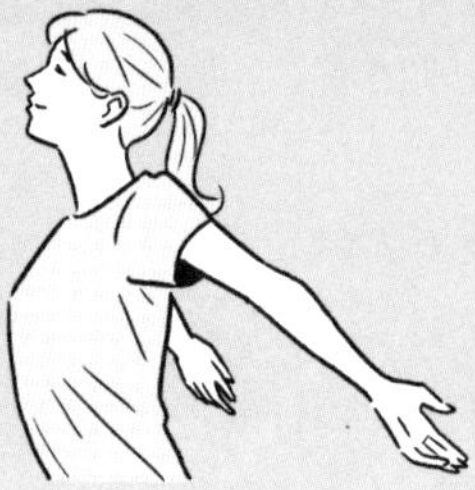

20代半ばを過ぎたら、「取り組み方」を変える

子どもや20代半ばくらいまでの若者は、放っておいても物事の吸収が早く、成長していくもの。では20代後半以降はどうするか？　大人は「正しい知識をもって自分をマネジメントする」ことで、実は若者以上の勢いで成長できる可能性がある。

正しい知識をもって、自分で自分を動機づける

人が成長するというのは、すなわち、脳に新たな神経回路がつくられるということです。たとえば、以前はバタフライで泳げなかったけれど、練習を積み重ねて、できるようになった。これは脳内に「バタフライで泳ぐ」という神経回路がつくられた、ということですね。

少し難しい言葉ですが、このように脳内で神経回路が新たにつくられたり、よりよくつくり替えられたりする性質を**「神経の可《か》塑《そ》性」**と呼びます。この神経の可塑性は、幼少期～20代半ばにかけては高く、それ以降は徐々に低下していきます。

子どものころから20代半ばくらいまでは、物事をあまり考えなくても見たもの、聞いたこと、触ったもの、感じたことなどが自然に身についていきます。言語、運動神経、音楽のスキルなども、大人よりも簡単に身につけていきます。よく「子どもの脳はスポンジ」と言われるゆえんですね。

脳内ではシナプスからシナプスへと神経伝達物質の放出と受け取りが行なわれており、新しいことに触れた際には神経回路が新設

されます。子どもから20代半ばくらいまでは、これが盛んにスムーズに行なわれるわけです。子どもが好奇心旺盛で、新しいことを見つけると目を輝かせて興味を示すのも、まだ完成されていない脳を成長させるため、生理的に変化を求めているからなのです。

ところが**20代半ばを過ぎると、それまでのようには新しい神経回路がつくられにくくなります**。自分に関係がないことには興味を示さなくなる。それはつまり、成長が止まるといってもいいでしょう。

認知スキルは20代半ばを境に低下していく

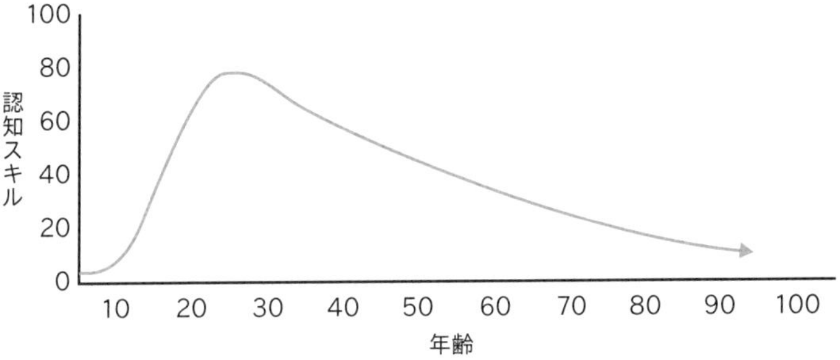

▶生まれたときの脳細胞の数はみな同じだが、環境や経験によってその接合部であるシナプスの数は変化し、記憶力と学習力に個人差をもたらす。

▶認知スキルは20年代半ば以降、徐々に低下するが、「新しいことにチャレンジする」「積極的に頭を使って考える」「偏りのない食生活、適度な運動をする」などによって、シナプスの可塑性を活性化させることができる。

しかし、人は自分が人生を終えるその日まで、成長するチャンスがあります。生まれてから20代半ばまでは放っておいても新しいことを身につけやすい。しかし、20代半ばを過ぎたら新しいことを学習できなくなるのかといったら、そんなことはありません。

スタンフォード大学のエリック・ニュードソン教授の何十年にも及ぶ研究によれば、**「物事との向き合い方」を変えることで、20代半ばを超えてからも、子どもや20代半ばの若者と同様の、もっといえば、それ以上の伸び代を保てる可能性がある**のです。

では、物事との向き合い方をどう変えたらいいのでしょうか。

そこでモノをいうのは「知識」です。脳の仕組み、人の成長の仕組みを理解すること、といってもいいでしょう。

年を重ねてもなお、成長し続けるポテンシャルを保つには、正しい知識をもったうえで、モチベーションを高めるための行動、あるいは休息するための行動を意識的に選ぶことが必要です。

脳の変化を止めてしまう指導法

育成年代を対象とするユーススポーツでは、コーチが選手を手取り足取り教えすぎてしまうことがあります。ユースの選手ならば、本来、自ら本能的に成長できるポテンシャルがあります。にもかかわらず、そんな発展途上の選手に対して「脳の変化を止めてしまう」という、適切ではない指導法がとられることがあるのです。

現に17〜18歳でプロ野球にドラフト指名された、いわば「特別な才能」をもった金の卵が、2年経っても3年経っても思ったように育たないという話をよく聞きます。まだ脳の可塑性が高い選手たちが、大人のいうことを聞くように指導された結果、飛躍時期がスローダウンし、開花しないまま、20歳そこそこの年齢で「才能がなかった」と判断され、戦力外になっていく。コーチは良かれと思い自分の経験と理想を伝えているのでしょうが、手の出しすぎで逆に芽が出ずに終わってしまうケースも多いのです。

大人の脳の成長には「自主的な意志と集中」が不可欠

発展途上の子どもや20代前半の若者は本能的に成長を希求し、誰に言われずとも自ら変革していける。しかし大人は、努力という痛みを避けるために変化を避けようとする。そんな大人には自主的な意志、集中、エラーと休息が必要。

なぜ変化を避けようとしてしまうのか？

大人が新しいことを身につけ、より成長していくために、まず重要なのは「変わりたい」「変えたい」「覚えたい」という「自主的な意志と集中」と「どう変わるか」という方向性と計画性です。

自分が何を覚えたいのか、身につけたいのかを明確にし、それに集中する。目標に到達するまでのビジョンを描き、エラーがあっても諦めずに前進できる態勢を整えておくということです。子どもや20代の前半の柔軟な脳と違い、大人の脳は自らの意志の働きなくしては変われないのです。

そもそも、なぜ30代以降の多くの大人は変わることを避けたり、嫌ったりするのでしょう？　それは「変化に対する恐れから『できない理由』を探してしまうから」、そして「物事を考えたり新しいことに取り組んだりして自分を変えるには、努力という痛み、時間そして恐怖が伴う（それは面倒だ）」からです。そのできあがった脳の回路が現代の文化に合っているか、そして、明るい未来をもたらすアイデアにつながるかは別としてです。

これはエラーが起こった場合に特に当てはまることです。**エラー**

は脳の可塑性を飛躍させるのに重要な役割を果たしますが、子どもと大人とでは、エラーが起こった際の反応がかなり異なります。

子どもはうまくいかなくても、再び失敗する怖れより、「どうしたらうまくいくのか」という好奇心が先に立ち、何でも挑戦していけるので、自然と脳が成長していきます。一方、20代半ばを過ぎた大人の場合は、「うまくいかなかった原因を知りたい」と考えてしまい、「次にどうすればいいのか」が明確にならないと集中することが難しく、脳も成長しづらいのです。

そこでは「適度に休む」ということも欠かせません。前章で「休息しているときこそ脳は成長する」とお話ししましたが、その性質は大人の脳がエラーに直面したときにも、まさに発揮されるといっていいでしょう。

大人は、子どもや20代前半までの若者と違って、自然に物事を吸収できません。その代わり、**大人は自分で自分を動機づけ、前進する**。それを可能とするのが、自主的な意志、集中、そして目標達成までの道筋を描いたり、エラーが起こったときには休息してまた取り組むことなのです。

大人の脳を成長させる3大要素

1　**自主的な意志：** 何を覚えたいのか？　なぜ覚えたいのか？
覚えた後に何があるのか？

2　**集中：** 一日に、どれくらいの時間、がんばるのか？
トータルでどれくらいの期間、がんばるのか？

3　**エラーと休息：** エラーが起きたら修正し、適度に休む。どうしたらエラーが防げるのか、ミスから学ぶ。

PERFORMANCE

3 モチベーションの科学

「脳にどんな刺激を送るか」がモチベーションを決める

モチベーションが上がるのも下がるのも、体内の生理反応によって起こる科学的現象。外からの刺激を受け取った脳の作用で感情が生まれ、行動につながる。つまり、脳に送る刺激を自ら選べば、常に意欲的に前進するための心身を整えることもできる。

「やる気」「前進」「成長」を司る4つの物質

近年の研究により、やる気、意欲、モチベーションというものが科学的に解明されてきました。

人間の心はどこにあるのか。なぜ、あるときはモチベーションが上がり、あるときはモチベーションが下がるのか。常に意欲的に前進するには、どうしたらいいのか。

かつて人間の感情の動きは得体の知れないものでしたが、煎じ詰めれば、**すべては脳と内臓のコミュニケーションの中で起こっていること**。科学的に説明可能なのです。

そして科学的に解明されているものは、自ら科学的にアプローチできるものでもあります。

モチベーションの科学を理解しておけば、自身の体内の化学反応に働きかけることで、「常に意欲的に前進できる心身」を整えていけるでしょう。

さて、モチベーションの科学には、4つの主人公がいます。

● **ドーパミン：**
モチベーションの要となる神経伝達物質。「よし、やるぞ！」と最初のモチベーションを高めること、目標に向かう過程で「よくやってるな」「まだいけるぞ」と応援すること、難関に差しかかったときに「がんばれ」「必ずやり遂げる」と激励すること、そして成し遂げたときに達成感を生むこと、さらには「さて、次はどうしようか」とモチベーションを途切れさせないこと、これらはすべてドーパミンの作用。

● **ノルエピネフリン：**
ドーパミンを元に合成される副腎髄質ホルモン。具体的に「何か」ということではなく、物事を広く捉えて「さあ、考えよう、考え続けよう」とさせる持続力の元。

● **エピネフリン：**
ノルエピネフリンを元に合成される副腎髄質ホルモン。ドーパミンは動機づけて「気持ち」を奮い立たせる一方、エピネフリンは「体」を奮い立たせる。肉体疲労を感じるが、もうひとがんばりしなくてはいけないときなどに分泌される。

● **アセチルコリン：**
神経伝達物質。自分が向かうべき先、集中力、行動や思考の指針を具体的に示す「ハイライト役」。

基本的に、神経伝達物質は外部からの刺激によって分泌され、その伝達を受けてさまざまなホルモンが分泌されます。つまり私たちは、**どんな刺激を脳に送るかを選ぶことで、体内で起こる化学反応をマネジメントできる**。それが、モチベーションのマネジメントにつながるというわけです。

意欲が下がる原因、「ドーパミン・クラッシュ」を理解しよう

ドーパミンの分泌が急激に抑えられると、やる気が出ず、心に穴が空いてしまったように感じる。ではドーパミンはどんなときに急激に抑えられてしまうのか？　その鍵は「DPO」と「徒労感」「虚脱感」にある。

「やる気が出ない」にも科学的根拠がある

「やらなくてはいけないことがあるのに、まったくやる気が起きない」「始めた当初はやる気に満ちていたのに、上司や同僚に何か言われて、やる気が下がってしまった」——誰もが経験のあることでしょう。

ものすごく熱中していたことが終わってしまい、虚脱感に襲われることもあると思います。この典型例はオリンピックやW杯などの大きなイベントが終わった後の精神状態です。たとえば1か月などの期間、熱い思いでテレビにかじりついていたけれど、「もうやっていない……」と心が空っぽになった状態ですね。

「よし、やるぞ！」という気力をもたらすドーパミンとエピネフリンが分泌されると、「さあ、考えよう」というノルエピネフリンも分泌されます。ところが、**ノルエピネフリンが分泌されているとき、必ずしもドーパミンが分泌されているとは限らない**のです。これが、モチベーションが急激に低下する科学的理由の1つです。

何らかの理由でドーパミンが制御されてしまうと、気力が十分に奮い立ちません。だから考えてばかりで、なかなか行動を起こ

せなかったり、行動しても、意欲が伴わないために空回りしてしまったりで、焦燥感や不安が募るのです。この状態を**「ドーパミン・クラッシュ」**と呼びます。

スポーツにしか取り組んでこなかった選手がオリンピックでメダルを取った後や、若くしてプロスポーツから引退した後に次の人生の準備をせず（あまり先のことを考えずに引退し）、何をやってもやる気が出ない、ふたたび自分を熱くさせるものがない。これなども「ドーパミン・クラッシュ」です。

では、ドーパミン・クラッシュを起こさないためにはどうしたらいいのでしょう。まず、どういうときに、気力を奮い立たせるドーパミンの分泌が抑えられてしまうのか。細かく見れば原因はさまざまでしょうが、中でも代表的なドーパミン・クラッシュのメカニズムを２つ挙げます。

ドーパミン・クラッシュの２大メカニズム

▶**「DPO(※)」が不完全であるとき：**「どれくらいの期間で」「どういう道を辿ると」「どういう結果が得られるのか」という3点が明確でないと、人はなかなか意欲をもって物事に立ち向かえない。「この先には何があるのか」というビジョンが、1つの強い動機づけになる。

※DPOとは、D=Duration（期間）、P=Path（通り道）、O=Outcome（結果）のこと。

▶**「がんばった割に、達成感が湧かなかった」、あるいは「何かを達成した後、次への意欲が湧かない」と感じているとき：**脳内の「手綱核《たづなかく》」という部位が活性化し、ドーパミンが一気に制御される。すると相対的に「考えよう、考え続けよう」という方向に作用するノルエピネフリンが過剰になり、強い疲労感が生じる。それは物事を達成したときの心地よい疲労感ではなく、「ただ疲れている」という徒労感、虚脱感となる。

このように、意欲がダウンするメカニズムがわかれば、解決策も見えてきます。次項で考えてみましょう。

PERFORMANCE

5 モチベーションの科学

意欲をリブートさせるには どうしたらいいのか

ドーパミン・クラッシュの解消法――まず、「何を」「どれくらいの期間で」「どういう道を辿り」「どういう結果を得るのか」というビジョンをはっきりさせること。そして「手が届く範囲の目標」を設定すること。

「DPO」を明確にする、目標設定を見直す

意欲が低下しているとき、自分の体内で何が起こっているのか。これが推測できれば、その原因にアプローチすることで、意欲をリブート（再起動）させることができます。

まず、ドーパミン・クラッシュの1つめの原因の対処法として、DPO（D＝Duration［期間］、P＝Path［通り道］、O＝Outcome［結果］）を明確にすること。

実際、「これをやることで明るい未来が待っている」「これをやったら褒美が返ってくるかもしれない」と予測できたときに、脳の「線条体」という部位がもっとも活性化し、ドーパミンの分泌や作用を強めることがわかってきています。

DPOは部下を導くマネジメント層にとっても、非常に重要です。**「どれくらいの期間で」「どういう道を辿り」「どういう結果を得られるのか」というビジョンが見えているのといないのとでは、部下の意欲も、能力の発揮レベルも雲泥《うんでい》の差**となるでしょう。

また、たとえば子育て中の親御さんなどは、延々と泣きやまない赤ん坊や、何を言っても「イヤ、イヤ」と拒否する2歳児を前

に途方に暮れているかもしれません。

でも、「これは、どの親も通る道なんだ」「３歳くらいになって、言葉でコミュニケーションがとれるようになれば、少しずつラクになっていくかな」と思えたら、ちょっと気持ちが軽くなるのではないでしょうか。

これも一種のDPOです。**「まさに苦労している今現在」よりも「少し先」に目を向けてみる**ことで、完璧を求めずにリラックスして子育てできるようになるといいですね。

そしてもう１つ、**「がんばった割にうまくいかなかった」という原因に対処するには、目標設定を見直してみる**といいでしょう。目標が高すぎると、「一生懸命やったのに望んだ結果が得られなかった」という状況に陥りがちだからです。

あまり自分に厳しくせず、手の届く目標を１つずつ着実に達成していけばいい。その積み重ねによって人は成長していくのです。

常に意欲的に物事に
取り組めるようになるには？

▶「DPO」を明確にする：

「どれくらいの期間で」「どういう道をたどり」「どういう結果が得られるのか」という明確なイメージをもつ。

▶目標設定を見直す：

いきなり高い目標を立てるのではなく、手の届くようなものを1つずつ達成し、そのたび少しずつ目標をグレードアップさせていく。

PERFORMANCE

6　モチベーションの科学

2つの報酬システムの間を
揺らぎながら成長していく

高い理想や完璧主義にも要注意。意欲的に行動するばかりでは、いずれ疲れてしまう。かといって、休息しすぎては前進できない。意欲的に行動しては休み、考え、そしてまた意欲高く行動する。このようにドーパミン系とセロトニン系、両方の間を揺らいでこそ、人は成長していける。

うまくいってもいかなくても「前進できる」心身とは

1つひとつ小さな目標を達成することで、人は少しずつ成長していくものです。このとき、脳内ではどんな仕組みが働いているのでしょう。

目標に向かうには、まずドーパミン系の報酬システムがオンにならなくてはいけません。**目標を立てたときの「よし、やるぞ！」という動機づけも、途中の「よし、いい感じに進んでいるな」という高揚感も、目標を達成したときの「やったー！」という達成感も、ドーパミンの作用**です。と同時に、目標を達成したことで人から褒められると、セロトニンが分泌されて幸福感も生まれます。

もちろん目標を達成できるケースばかりではありません。時にはうまくいかなくて、誰かの指導を受けることもある。そんなときに落ち着いて**「なぜうまくいかなかったんだろうか」と考え、人の話を理解する際に作動しているのも、実はセロトニン系の報酬システム**です。

2つの報酬システムの揺らぎ

最初の動機づけ：ドーパミン系報酬システム

道半ばの高揚感：ドーパミン系報酬システム

うまくいかないときの振り返り：セロトニン系報酬システム

目標到達時の達成感：ドーパミン系報酬システム

目標到達時の自己肯定感：セロトニン系報酬システム

目標到達後の休息：セロトニン系報酬システム

このように、**ドーパミン系とセロトニン系、2つの報酬システムの自然な揺らぎが起こっていると、バーンアウトすることなく健やかに前進できる**というわけです。

そして、うまくいったときも、うまくいかなかったときも、必ずひと息つくこと。次から次へと自分を追い立てると、次第に疲弊し、立ち直れなくなり、挙げ句の果てにメンタルの健康を損なうことにもなりかねません。

目標を達成したら、ひと息つく。そして新たな目標を設定し、行動していく。このように**前進と休息を繰り返すことが、意欲を途切れさせずに進んでいける心身の基本**です。

脳は、「約90分ごと」に集中力が途切れる

90～100分の睡眠サイクル、「ウルトラディアン・リズム」（→P95）は日中でも起こっている。神経回路の調整・強化・新設は「浅い眠りの間」に行なわれる。したがって生産性を高める秘訣は、90～100分ごとに「浅く眠っているかのような静けさ」を脳に与えること。

なぜ、長時間労働は非生産的になりやすいのか？

幼い子どもは、何時間でも夢中で遊びます。好奇心が旺盛で、まるでスポンジのように、新しいこともどんどん吸収できます。私にも幼い娘がいますが、彼女たちの遊びにかける集中力、物事の習得力には驚かされるばかりです。

ところが、大きくなるにつれて、誰もが、集中力も吸収力もどんどん落ちていく。それは、いろいろな経験を積む中で脳の神経回路が確立されるからです。

これは経験という知恵の体系が形成され、物事への対応力が高まるということですから、決して惜しむべき現象ではありません。しかし一方、新しいことを習得する力が低下するのは、きっと誰にとっても嘆かわしいものだと思います。

とはいえ、諦めることはありません。子どものような柔軟な脳に戻ることはできませんが、取り組み方を変えれば、大人だってまだまだ新しいことを習得できます。

神経回路が確立されている大人に必要なのは、「計画」です。

子どものように毎日新しいことを発見し、何時間でも物事に取り組めるような集中力は、残念ながら、大人にはもうありません。これは、ダラダラと働き続ける長時間労働が、いかに非生産的になりやすいかの証しでもあります。

したがって、**短時間で集中し、休憩を入れ、また短時間で集中する、というのを繰り返す**。これが、先ほど述べた「計画」です。

休めば、必ず、また立ち上がれる

時には、うまくいかなくてイライラしたり焦ったりすることもあるでしょう。ただ、そのイライラや焦りは、脳がチャレンジや新しいことに触れ、神経回路を必死に調整、強化、新設させようとしている表れなのだと捉えると、いかがでしょうか。

神経回路の調整、強化、新設は、「休息時」にこそ進みます。つまり、うまくいかないときにとるべき行動は、**イライラしたり焦ったりしながら無理やり続けることではなく、休むこと。そして数十分後でも数時間後でも、あるいは明日になってもいいから、また気持ちも新たに取り組むこと**なのです。

私はスタンフォード大学のスポーツ選手たちにも、よく休憩の重要性を話します。がんばってトレーニングしなくてはいけないのに、どうしてもモチベーションが上がらない。集中できない。そんなときは、いったん諦めて休憩をとるのが一番です。

本書で紹介している呼吸法なども取り入れながら、とにかく休む。そうしているうちに、必ず「よし、やろう」と心身ともに立ち上がれる瞬間が訪れます。休んでいる間、あるいは眠っている間に、脳の神経回路が強化されるからです。

それは10分後かもしれないし、1時間後かもしれない、あるいは明日になるかもしれないけれど、焦らずに呼吸を整えつつ、その瞬間を待つことが重要なのだと指導します。

アメリカでは、「過労死」が日本に特異的な現象として報じられることがあります。死なないまでも、多くの日本人は根を詰めて働きすぎなのではないでしょうか。

どうか休息を過小評価しないでください。**睡眠をしっかりとるだけでなく、仕事中の休息も確保すること**です。ありがちなド根性主義は、物事に意欲的に取り組み、成果を出す活力を生み出すことは決してありません。

活動時に差し挟む休息こそが、次に向かう活力を生む一番の源泉なのです。

「集中後の休息」には「明け方の睡眠」ほどの価値がある

人間が眠っている間、脳は90～100分の間隔で「深い睡眠（ノンレム睡眠）」と「浅い睡眠（レム睡眠）」を繰り返しています。

寝ついた直後に一気に睡眠は深くなり、そこからノンレム睡眠とレム睡眠が振り子のように繰り返されます。朝方になるにつれて、ノンレム睡眠の深さが軽減し、浅い眠りの割合が増えていきます。シナプスがスパークし、神経回路の調整、補強、新設が行なわれるのは、「浅い睡眠」の間です。

この睡眠中のウルトラディアン・リズムと似たようなサイクルが、実は日中、活動している間にも起こることがわかっています。**日中は、90～100分間隔で「レム睡眠に近い状態」、つまり「浅い睡眠に匹敵する状態」になる、というサイクルが繰り返されている**のです。

ウルトラディアン・リズムは日中も起こっている

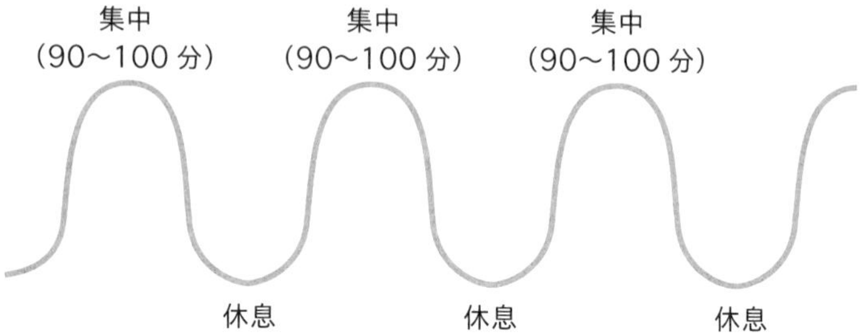

「90分ごとの休憩」が生産性を上げる

これは、人間の集中力、特に大人の集中力は、もっても90〜100分であることを示しています。いくら長時間、ド根性で集中しようと努めても、それはできない相談というわけです。

したがって、「集中と休息の計画」は、この日中のウルトラディアン・リズムに沿って立てるといいでしょう。**90〜100分ごとに、「浅く眠っているかのような静けさ」を、脳にもたらしてあげる**ということです。

90〜100分間、グッと集中したら休憩を入れる。マメに休むことで、ダラダラと取り組む時間をつくらないようにする。レム睡眠中と同様、こうして脳を休めている間にも、脳内ではシナプスがスパークし、神経回路の調整、強化、あるいは新設が行なわれます。**集中した後の休憩時間には、明け方のレム睡眠に匹敵するほどの価値がある**といっていいでしょう。

90〜100分ごとに休憩を入れるなんて、怠惰だと思うかもしれませんが、それが結果的には、生産性につながるのです。

PERFORMANCE

8 活力のための休息

現代人の休息には「NSDR」が絶対必要

ストレス社会に生きる現代人がとるべき「休息の戦略」は、「眠っている状態に匹敵するくらいの深い休息」をもたらす手法を取り入れること。「マインドフルネス」「ヨガ・ニドラ」「迷走神経エクササイズ」で効果的な休息が叶う。

ただ休むのではなく、効果的に休む

休憩時間には、いったん集中していたことから離れてボーッとするのが一番です。集中していたことから離れても、その間にSNSやネットサーフィン、YouTube動画などに興じてしまっては、休息の効能が半減してしまうでしょう。**「何も考えずに、脳を空っぽにすること」が休憩の一番の目的**、と心得ておいてください。

特に絶えず緊張状態で活動している現代人には、**「NSDR」**が必要です。NSDRとは、「ノン・スリープ・ディープ・レスト（Non Sleep Deep Rest)」の略。すなわち**「眠ってはいないけれど、それに匹敵するほどの深い休息」**です。

では、NSDRはどうしたら可能になるでしょうか。

1つは、東洋からアメリカに輸入され、すでに日本でもよく知られるようになってきた**「マインドフルネス」**です。

AppleやGoogleなどの企業では、すでにマインドフルネスが日常習慣になっています。もとは東洋の瞑想ですが、その脳への効果に着目したら、「脳を空っぽにすること」が生産性向上にも

つながるとわかった。だから取り入れようという、きわめてアメリカ的な合理的マネジメントの一環なのです。

脳を休める瞑想の効果は数々の研究で明らかにされており、休憩時間に瞑想を取り入れるのはおすすめです。

厳密にいえば、本当の瞑想状態に入ることができるようになるには相当な鍛錬が必要でしょう。ただ、あまり難しく考えずに、５分間でも 10 分間でも、なるべく静かな場所で目をつむり、自分の呼吸に集中する。これだけでも脳を休め、その後の集中力や思考力を高める効果はあるといえます。

休憩時間にNSDRを取り入れる

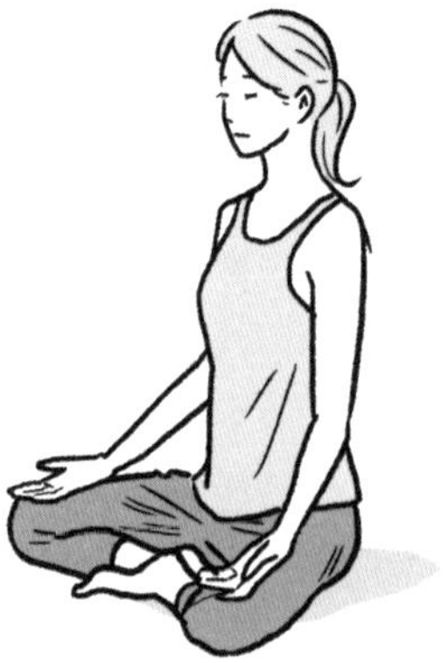

瞑想：5～10 分間、目を閉じ、自分の呼吸に集中する。

もう１つ、おすすめしたいのは**「ヨガ・ニドラ」**です。

ヨガ・ニドラとは、仰向けの状態で、ゆっくりとした呼吸を繰り返し、心身を休めるというもの。「ニドラ」はサンスクリット語で「眠り」を意味することから、「スリープ・ヨガ」とも呼ばれます。ヨガ・ニドラを行なうと、脳は「リラックス」状態に保たれ、脳と体の回復を促します。完全には眠っておらず、意識がある状態で私たちのマインドに働きかけるため、結果として、ただ普通に睡眠をとるよりも深いリラクゼーション効果があり、10分行なうと1時間の睡眠に匹敵すると言われています。

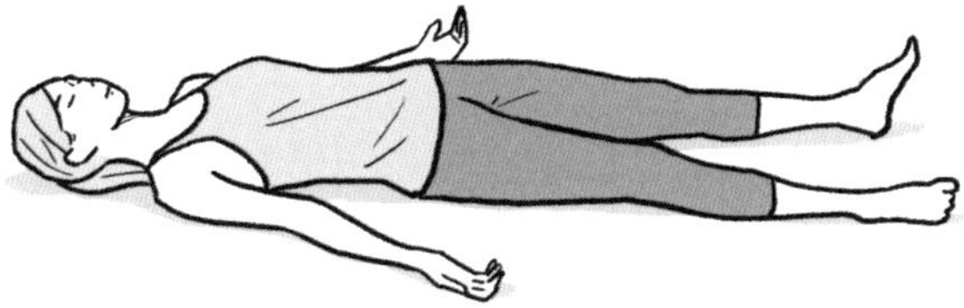

ヨガ・ニドラ（別名「スリープ・ヨガ」）：
仰向けになり、目を閉じ、体の各部に順番に意識を向けていき、ひたすら脱力する。潜在意識へと働きかけ、その人に本来備わっている治癒力を引き出していくことが大きな目的のひとつ。

就寝前にもNSDR、これで本当にストンと寝つける

NSDRは、日中の休憩時間のほか、夜の就寝前に取り入れるのも非常に効果的です。

猛スピードで走っていた車は、しばらくエンジンが熱いままです。あるいは全速力で走った後は、息がゼエゼエ、心臓はドキドキしますよね。それと同様、「はい、寝ます」というタイミングに、日中の緊張・興奮状態のスイッチを一瞬でオフにするのは難しいものです。

私たちが、生物本来のバイオリズムで生きられるなら、NSDRのような習慣は不要でしょう。しかし、現代のスピード社会、競争社会は、神経が休まるべきときに休まることを、なかなか許してはくれません。

「さあ、寝よう」とベッドに入ってからも、いろいろなことが気になって思考が巡ってしまい、なかなか寝つけない。そんな夜も多いのではないでしょうか。

夕方以降はコルチゾールの分泌が低下し、徐々にメラトニンが高まることで眠くなります。このバイオリズムを妨げない生活習慣は、Part 1でお話ししたとおり。そこに**瞑想やヨガ・ニドラなどNSDRも取り入れると、睡眠に向かうバイオリズムをサポートしてくれる**ということです。

心身を深いリラックスに導く「迷走神経エクササイズ」

Part 1で詳しく説明しましたが、副交感神経を支配する「迷走神経」は、脳の延髄から目元、耳元、喉元を経て枝分かれし、内臓へとつながっています。これらの部位にアプローチすることで、迷走神経の働きを高め、心身を深いリラックス状態に導くことができます。

そこで、IAP呼吸法を取り入れた**「迷走神経エクササイズ」**も２つ紹介しておきましょう。

私は毎晩、就寝時に行なっていますが、たいていは、このエクササイズだけですんなり入眠できます。日中、仕事や家事の合間の休憩時間に行なうのもおすすめです。

１つめのエクササイズは横になって行なうものですが、座った状態でもかまいません。

心身をリラックスさせる迷走神経エクササイズ①

❶ 仰向けになり、両手を組んで後頭部（少し高め）に当てる。

❷ 5秒かけて鼻から息を吸う。両腕で包み込むようにして頭をしっかりホールドし、息を吐きながら、軽く矢印のほうに引っ張る。

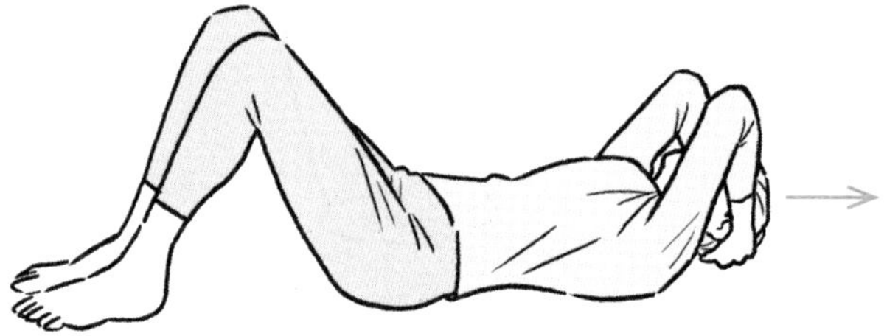

❸ 5秒かけて鼻から息を吸う。息を吐きながら両ひじを開き、軽く肩甲骨を背中の中心に寄せるようにする。

＊ 頭は上げずに、両手の上でリラックスしたまま、首が伸びるのを感じられたら◎。

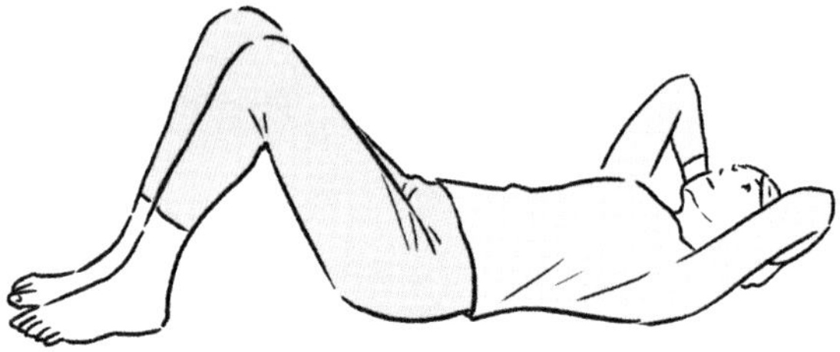

❹ ③の体勢をキープしながら5秒かけて鼻から息を吸い、5秒ほどかけて息を吐く。これを2分間繰り返す。

心身をリラックスさせる迷走神経エクササイズ②

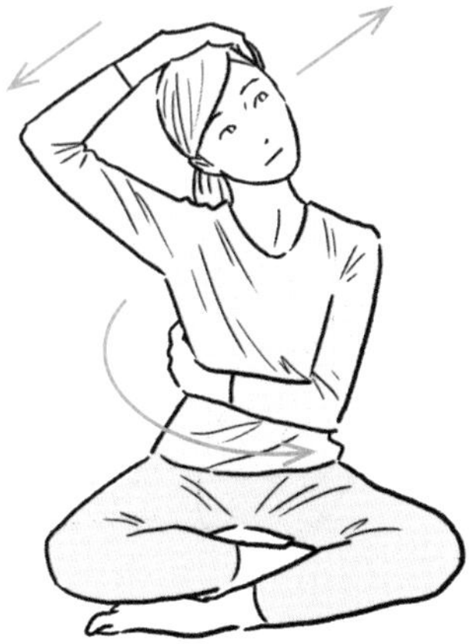

❶ 背筋を伸ばして床に座り、右手で頭の左側を押さえる。右ひじを真下に下ろすようにして、ゆっくりと首を右方向に曲げていく。左手を右肋骨に当て、右肋骨をわずかに前方にねじった状態で、鼻から5秒かけて息を吸い、腹圧をかけたまま5秒吐くIAP呼吸法を3回繰り返す。

＊ 首を曲げるときは、必ず痛みの出ないところで止める。

❷ ①の姿勢のまま左上を見て、鼻から5秒かけて息を吸い、腹圧をかけたまま5秒吐くIAP呼吸法を3回繰り返す。

❸ 反対側も同様に行なう。

「ゾーンに入る」「フローに入る」……どうしたら超集中状態に入れるのか

通常、人は思考してから行動する。しかし、「ゾーン」「フロー」と呼ばれる状態に入っているとき、人は思考せずに行動している。だから「考えるよりも先に体が動いてしまった、しかもすごくうまくいった」という現象が起こる。

「絶好調を超えた絶好調」のとき、脳はどんな状態なのか

極度の集中状態にありながら、同時にリラックスしており、いっさいの雑念が消失する。時空が歪む感覚もあり、いつもより周囲の状況が細部に至るまでクリアに見えたり、スローモーションに見えたりする。その中で、極上の心地よさとともに、自分でも驚愕するような最大のパフォーマンスが発揮される。

こうした状態を、よく「ゾーンに入った」「フローになった」と表現しますが、「ゾーン」「フロー」というのは科学的な概念ではありません。

とはいえ、世界で活躍するスポーツ選手など、人並み外れた努力を積み重ねてきた人が、このような、まさにゾーン、フローと呼ぶべき好調、いわば「絶好調を超えた絶好調」を味わうことがあるのは事実です。科学的に解明されていないからといって、ないことにするのはナンセンスでしょう。

「なんでもできる」「どこまでもいける」という万能感すら抱かせる最高の意識状態は、どのようにして生まれるのか。ここでは

脳科学的な観点から、いわゆるゾーン、フローという現象を捉えてみましょう。

非常に大まかにいうと、脳は次のようにいくつかの領域に分かれており、それぞれ別の機能を司っています。

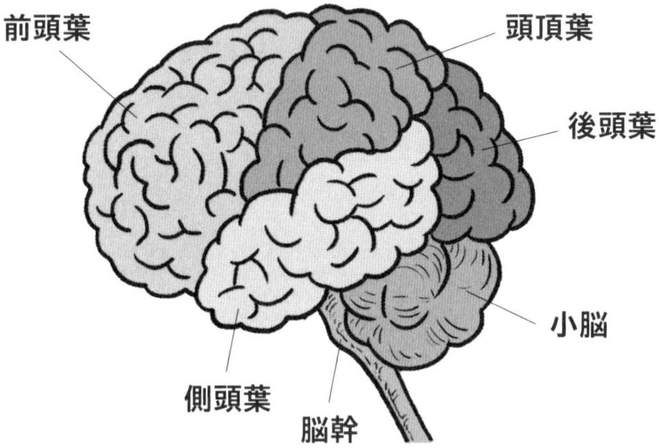

前頭葉――思考や感情、意欲、運動機能などを司る
頭頂葉――皮膚感覚、味覚情報の処理を司る
側頭葉――聴覚情報の処理を司る
後頭葉――視覚情報の処理を司る
脳幹――自律神経の出発点として生命維持機能を担う
小脳――運動機能、平衡感覚を司る

これらの**脳領域が複合的に働くことで、私たちの生命は維持され、複雑な情報処理をしながら人間としての生活を営むことを可能**にしているのです。

「思考が先、行動は後」がひっくり返るとき

では、脳にいったい何が起こると、ゾーン、フローと呼ばれる状態になるのでしょう。

この状態にあるとき、人は明確に思考していません。「こうして、こうしよう」という思考を介さずに、「考えるより先に体が動いてしまった」という感じで、勝手に最大のパフォーマンスが発揮されてしまう。これは、**思考を司る前頭葉の活動が低下し、代わりに、ほかの脳領域の活動がいつも以上に活発になっている状態**と考えられます。

ゾーン、フローでは「行動が先、思考は後」

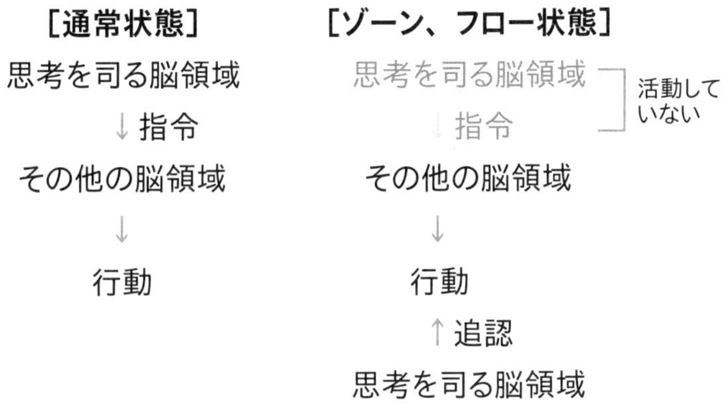

「気がついたらうまくいっていた」の正体

通常、人間は「まず、思考ありき」の生きものです。きわめて単純にいえば、前頭連合野が思考し、それにしたがってほかの脳領域が活動するという役割分担があります。

人間は思考するからこそ、計画を立てられるし、危険を回避することもできる。その反面、思考は往々にしてブレーキとして働くものでもあります。**とにかく行動すべきときに、つい、あれこれと思考が先に立ってしまって一歩を踏み出せない**。きっと誰しも覚えのあることでしょう。

ゾーン、フローと呼ばれる状態のとき、脳内では、これと反対のことが起こっていると考えられるのです。**「行動が先で、その行動を、思考が後から追認する」**という具合です。

いってみれば、「考えてから、動く」という通常状態での役割分担が崩れている。だから、「考えるより先に体が動いてしまった。そして気づいたときには、ばっちり決まっていた」という、自分でも信じられないような現象が起こるのでしょう。

もちろん、これは日々のたゆまぬ努力があってこそ、起こりうることです。

スポーツ選手だったら、毎日の厳しい練習で、ひたすら頭を使い、体を動かして、ベストな動きを体に覚え込ませる。そんな**日々の努力の成果の1つの表れ方として、ある大事な瞬間に、ゾーン、フローとも呼ぶべき意識状態に入る場合がある**というわけです。

「絶好調をつくり出せる」と、能力を最大限に発揮できる

「ひたすら好調な意識状態」をつくれるようになる条件は、「グロース・マインドセット」を身につけること。この「成長に向かうマインドセット」が自分に対する信頼感を培い、失敗を恐れぬチャレンジと前進を可能にする。

「絶好調」をつくり出す3つの条件

絶好調を超えた絶好調といえるゾーン、フロー。それはまるで奇跡のような意識状態ですから、そう容易かつ頻繁に起こすことはできないでしょう。

ただ、**「常に好調であること」、言い換えれば「自らを好調に持っていける能力」は、ハイパフォーマーに不可欠な条件**ともいえます。ゾーンやフローとはいわないまでも、ひたすら好調な意識状態をつくる方法ならば、いくつか考えられます。

フロー理論の提唱者であるアメリカの心理学者、ミハイ・チクセントミハイ博士によると、集中しつつリラックスしており、最大限のパフォーマンスを発揮できるフロー状態は、「自分のスキル」と「課題の難易度」のバランスで決まります。

自分にとって簡単すぎても難しすぎてもフローに入ることはできません。**「少し難しいけれど、集中して努力すれば達成できる」というのがフローに入る条件**ということです。

フロー状態を生む「難易度とスキル」のバランス

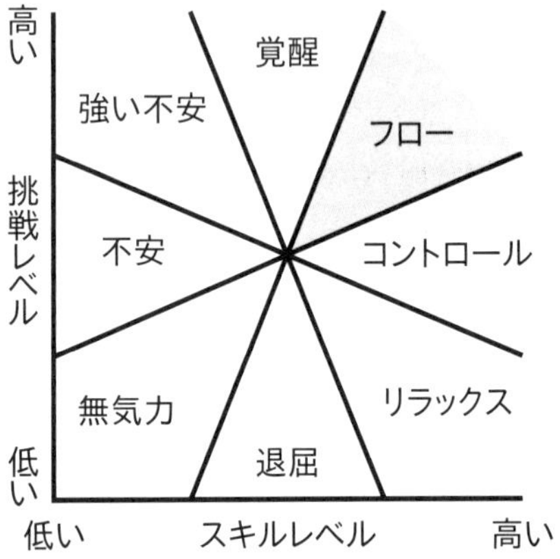

M. チクセントミハイ『フロー体験 喜びの現象学』（世界思想社）より

また、フローに入るには８つの条件があるとチクセントミハイ博士は唱えています。

① 深く集中していること
② ゴールが明確であり、どれくらいうまくいっているのかというフィードバックが随時、得られること
③ 時間の流れが速くなったり遅くなったりすること
④ 取り組んでいることに本質的な価値を見出していること
⑤ 無理なく、易々と取り組んでいること
⑥ チャレンジ度合いと能力のバランスがとれていること
⑦ 行動と意識が融合し、自意識が失われること
⑧ 目の前の課題をコントロールできていると感じること

この８つなのですが、つまるところ、次の３つに集約できると私は考えています。

① 明確なゴールがあること：

まず、ゴールが明確でなくては、チャレンジすることもできない。

② 自分の態度と行動をコントロールすること：

どういう態度で取り組むか、どれほどの努力をするか。このように自分をコントロールすることがチャレンジの推進力になる。

③ その瞬間、瞬間を楽しむこと：

人は不安や焦燥感、苦痛を抱きながら好調になることはない。時間を忘れてしまうくらい楽しく快く挑戦してこそ、結果的にハイパフォーマンスを発揮できる。

成長型マインドセットを身につける

では、この３条件をそろえるにはどうしたらいいでしょうか。

そこで大きく関わってくるのが、これからお話しする**「成長型マインドセット」**です。

自らを成長に向かわせる「成長型マインドセット」を身につけることが、いつでも絶好調をつくり出せるハイパフォーマーへの道といえるのです。

先に少し説明しておくと、成長型マインドセットでは、メンタルとフィジカルの両面を鍛えます。

すると何が起こるかというと、まず、**日々、能力を高め、ゴールに近づくための小さなチャレンジができる**ようになります。こうした日々の積み重ねが**自分自身に対する信頼につながり、さらに失敗を恐れずに挑戦できる**ようになります。

また、**自分自身への信頼が増すと、何かしらストレスが加わっ**

たときに、それをもバネに成長できるように切り替えることも可能になります。

これは、たとえ難関が立ちはだかったとしても、めげずに立ち向かえるということ。感情を揺さぶられて絶望したり悲観的になったりせず、冷静沈着、建設的に考え、集中して取り組めるようになるのです。

現代人はマルチタスクが得意なのか？

みなさんは、複数の作業を同時に行なう「マルチタスク」が得意だと思っているでしょうか。それとも苦手だと思っているでしょうか。

あるとき、同じ質問を周りの若い人にしてみたところ、みな「私はマルチタスクが得意だ」と答えました。なぜかと問うと、「だってTwitterとFacebookを常にチェックしながらネットサーフィンもして、同時に仕事もしているから」と。

しかし、これは本当にマルチタスクなのでしょうか？　いいえ、これは単なる注意力散漫であり、同時に複数のタスクをこなしているわけではありません。

絶好調になるには、明確な目標に向かって集中することが何より重要です。そう考えると、時と場合を選ばず、さまざまな情報が飛び込んでくる現代は、絶好調をつくり出しづらい時代といえるのかもしれません。

この高度情報化社会に生きる私たちは、特に、意識的に自分の行動をコントロールし、「やるべきことに集中できる心身」を整える必要があるのでしょう。

PERFORMANCE

11 マインドセット

「すぐ諦める」マインドと「挑戦を楽しめる」マインド

挑戦すること、変化すること、前進することには苦痛が伴う。そこで「苦しいから投げ出す」という諦めのメカニズムに陥らないためには、挑戦、変化、前進に伴うストレスをポジティブに受け止め、糧にできるマインドへと切り替える必要がある。

前進に伴う苦痛を、成長の推進力に変えるもの

前進するには、まずゴールの設定が必要です。そのゴールに向かって前進していくわけですが、道中では、今まで知らなかったことを知り、できなかったことを身につけるというプロセスが不可欠です。

知識やスキルの習得にかかる時間には個人差があります。ただ、誰にとっても「知らない」「できない」というのはストレスには違いありません。**挑戦には常に苦痛が伴う**わけです。

ならば、その苦痛をどう捉えるか。苦しいから投げ出す、というのは単純な諦めのメカニズムですね。

取り組んでいる最中に、上司や親など、周囲の人から口を出されたら、ますますモチベーションは下がってしまうでしょう。苦しいから投げ出したい。周りからうるさく言われるからやめてしまいたい。そんな諦めのメカニズムが定着してしまうと、何事も長続きしない人、成し遂げられない人になってしまいます。

あるいは、本当はやめたいのに無理して続けようとすれば、自

分で自分を追い込み、それこそ精神の健康を損ないかねません。

ストレスは、本来、「よりよい状態になるための行動」を促すものです。しかし、ストレスの受け止め方や周囲の環境次第では、「変化したくない」という固定的な思考が生まれます。

そうなると、ストレスは、「よりよい状態になるための行動」を促すどころか、自分の心身を苦しめるだけになってしまうというわけです。

新しい知識やスキルを習得する苦痛は、自分の力で和らげることも可能です。

「挑戦を楽しめるマインド」へと脳を組み替える

「苦しい→やめたい」　→　脳に今までとは違うシグナルを送る

↓

神経回路の組み替え

↓

「苦しい→だから、取り組みがいがある。楽しい。成し遂げたい」

簡単にいうと、こうした具合に、**ストレスをポジティブに受け止め、成長の推進力とする**ことができます。そんなことができるのかと思われそうですが、成長型マインドセットのメカニズムを理解し、取り入れれば可能なのです。

成長型マインドセットならば「挑戦を楽しめる」

スタンフォード大学のキャロル・ドゥエック教授は、個人のマインドと成果の関連性を長年の研究テーマとしてきました。

数学の難問に取り組む中で、急激な伸びを見せる子と、そうでない子の違いは何なのか。そんな問題意識から研究を進めるうちに、**人の物事の捉え方は大きく「フィックスト（固定型）」と「グロース（成長型）」の２つに分けられる**と考えました。

この違いこそが、「すぐに諦めてしまう人」と「常に意欲的に前進できる人」の違いにつながっているのです。

■固定型マインドセットだと……

- スキルや知識、能力は生まれつき備わったもので、変えられるものではないと信じている→チャレンジを避ける傾向がある
- いくら努力しても才能がなければ勝てないと考える
- 難しい問題が出されると、すぐに「こんなの解けない」と諦めがち
- 正解を出すことに一番の価値を置いているため、難問を解いた後は緊張状態になる
- 不正解だと「恥ずかしい」「逃げたい」と絶望感を抱く
- ミスを振り返らないため、同じミスをする確率が比較的高い
- テストの結果がすべてと考えており、人の目や評価が気になる
- テストの結果が未来の自分を示していると考える（点数が悪かったら、自分の先行きは暗いと捉える）
- 成績、評価、成果など「結果」を重視する
- うまくいかない状況は自分の努力では変えられず、失敗したらおしまいと考える
- 新しい環境を拒否する傾向がある

成長型マインドセットだと……

- 自分の人生は自分でコントロールできると考えており、スキルや知識、能力も、練習や訓練を通して高めることができると信じている→チャレンジを恐れない傾向がある
- 難しい問題が出されると、「時間はかかるかもしれないが、何とかできるだろう」と考え、意欲的に取り組める
- 自分の出した答えが正解でも不正解でも、全力を尽くしたことに価値を見出すため、難問を解いた後はリラックスする
- 不正解だったら「何が間違っていたのか」に関心を示す
- 正解でも自分の解き方が唯一だとは考えず、「ほかの解き方の可能性」に関心を示す
- 正解でも不正解でも、エラーを見直すこと、あるいは答えを見直すことで理解を深めようとするため、思考は働き続ける
- ミスを振り返って学習するため、同じミスの確率は比較的低い
- テストの結果は、自分の現在地を示しているに過ぎないと考え、それによって将来が決まるわけではないと考える（点数が悪くても、これからの努力次第で、どのようにでも変わっていける）
- 結果よりも「プロセス」を重視し、人の評価よりも「自分の意欲や意志」を重視する
- うまくいかない状況はずっと続くものではないと考える
- 人生は失敗から学習することの繰り返しであると捉えている
- 失敗は学習の機会であり、今の自分があるのも過去の失敗から学んできたからだと考えている
- 新しい環境にワクワクする傾向がある

PERFORMANCE

12 マインドセット

物事をどう受け取るかが、次の行動を決める

成長型マインドセットではドーパミンが多く分泌され、固定型マインドセットではノルエピネフリンが多く分泌される。ドーパミンの十分な分泌を維持するには、ポジティブに「受け取る」→「吸収する」→「行動する」という行動様式に切り替えること。

ドーパミン vs. ノルエピネフリン

ドゥエック教授の2年間にわたる調査の結果、数学の難問に取り組む子どもたちの伸び率は、固定型マインドセットよりも成長型マインドセットのほうが高くなりました。

この成長型マインドセットの研究はスタンフォード大学でさらに進められ、固定型マインドセットと成長型マインドセットの違いを生んでいるのは、どうやら「ドーパミン vs. ノルエピネフリン」であるということまでわかっています。

ドーパミンは意欲を生みます。**目標を定めたとき、その途中、途中で小さな目標を達成しつつ前進しているとき、目標を達成したとき、そしてふたたび目標を定めたとき……、すべてにおいて意欲をもたらすのはドーパミンの役割**です。

一方のノルエピネフリンは、目標達成に向かう思考や集中力の持続を支える役割を担っていますが、目標を達成したときや動機が続いている間に分泌されるドーパミンの報酬がないと、ノルエピネフリンが長期的に放出され続けます。そして、やがてはノルエピネフリンも分泌が止まってしまいます。「いつまで経っても

ゴールが見えてこない」と思ったり、「上達が感じられない」「興味がなくなった」「もうプロセスを楽しめない」といったときです。すると気力や意欲の低下、物事への関心の低下から気持ちや思考が止まってしまいます。つまり、**ノルエピネフリンは固定型マインドセットのキー物質**といえます。

私たちの行動は、物事をどう受け取るかによって決まります。

自分や周囲の人たちの状況、あるいは人に言われたことなどを、どう受け取り、消化するか。それを受けて、次の行動が決まります。マインドセットとは、いわば「物事を受け取る仕組み」。つまり**マインドセットが、次にとる行動を決定づけ、ひいては未来をつくっていく**というわけです。

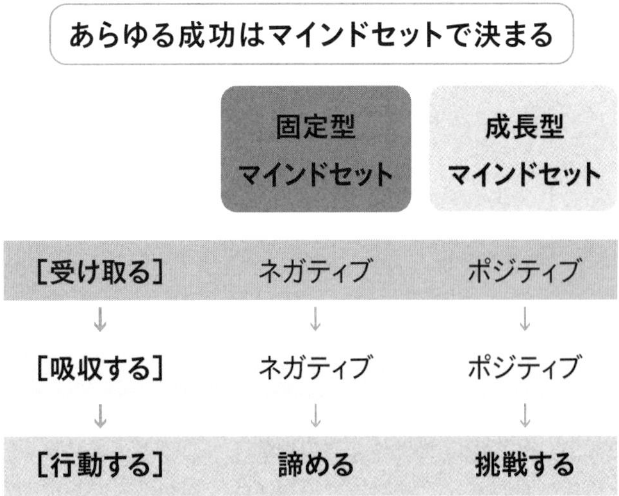

PERFORMANCE

13 マインドセット

今、固定型マインドセットでも、成長型へと変えていける

「生まれながらに成長型マインドセットの人」もいなければ、「生まれながらに固定型マインドセットの人」もいない。マインドセット＝「物事の受け取り方の仕組み」は、自分の意志と行動によって変えていくことができる。

マインドセットは生来のものではない

固定型マインドセットと成長型マインドセットでは、物事の捉え方が大きく異なります。同じ状況、同じ出発点から始めても、どちらのマインドセットかによって、その後の未来は大きく分かれるでしょう。

さて、みなさんは、前項で紹介したうちどちらのマインドセットの傾向に思い当たるところが多いでしょうか。

ドゥエック博士は、**筋トレによって筋肉が成長するように、マインドも、物事の取り組み方、捉え方を調整していくことで、少しずつ変えていける**と結論づけています。

固定型マインドセットのほうに多く思い当たる人は、それこそ「生まれつきのものだから、自分には伸び代がない」と落胆したかもしれませんが、そこから変えていきましょう。

成長型マインドセットに変えることは、誰でも、いつからでも可能なのだと、まず信じる。これが大きな最初の一歩となります。

マインドセットは生来のものではなく、コントロールできるものです。それは自分の決意、意志、選択の結果なのです。

人の言葉や自分が置かれた状況を、どう受け取り、どう反応し、どう自分の中で消化し、どういう態度を見せ、どう言葉を選び、どう伝え、どう行動するか。今、自分は固定型マインドセットに近いと思うなら、これから、成長型マインドセットへと切り替わるような選択を日々、積み重ねていきましょう。

マインドセットは意志の力で変えられる

［現在］	**固定型マインドセット**	
	↓	↓
［物事の受け止め方］	ネガティブ	ポジティブを選択
	↓	↓
［行動］	ネガティブ	ポジティブを選択
	↓	↓
［結果］	挑戦なし 成長なし	挑戦あり 成長あり
	↓	↓
［将来］	（保守的） 固定型 マインドセット	（変化） 成長型 マインドセット

PERFORMANCE

14 マインドセット

「いい結果」ではなく「いい結果に至ったプロセス」を評価する

「いつ褒めるか」「何を褒めるか」によって、部下や子どもの伸び代は大きく変わる。重要なのは、うまくいったときに、「結果」ではなく「プロセス」を褒めること。この褒め方の作法を自分に適用すれば、自分で自分の伸び代を広げることもできる。

プロセスを褒められると自己肯定感が上がる

子どもの教育においても、組織の運営においても、個々人の能力を伸ばすことが、最大の実りを得る鍵です。そして、**成長型マインドセットは、個々人の能力がもっと自由に、無限大に発揮される土台となる**はずです。

そこでは、子どもに対して、あるいは部下に対して、日ごろどんな言葉をかけるのかが非常に重要です。**ペアレンティング、リーダーシップとは、すなわち、適切なタイミングで適切な言葉をかけて相手の成長を促す「コミュニケーション力」の問題**といってもいいでしょう。

では、いつ、どのような言葉をかけたらいいのでしょうか。

固定型マインドセットだと「結果」にこだわり、成長型マインドセットだと「プロセス」にこだわる。この違いを教育や部下指導に適用すれば、**「結果」よりも「努力とプロセス」を評価するほうが、相手の成長を促せる**ということです。

現にドゥエック博士がコロンビア大学と共同で行なったリサーチでは、次のような結果が出ています。

中学1年生の子どもたちを2つのグループに分け、数学のテストでいい点をとったときに、片方に対しては能力、すなわち「結果」を褒め、もう片方に対してはがんばったという努力、すなわち「プロセス」を褒めるようにしました。

それを1年間、続けたところ、**「結果」を褒められたグループは難しい問題を先送りするようになり、「プロセス」を褒められたグループは問題解決に立ち向かうようになった**というのです。

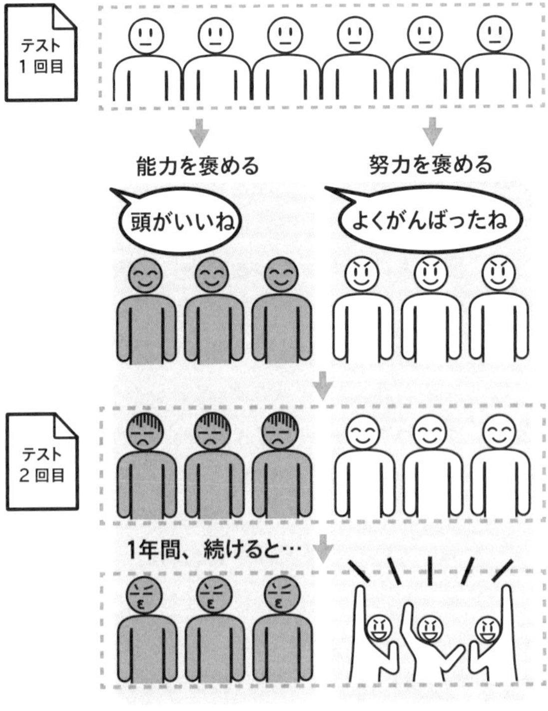

結　果　能力を褒められた子の意欲＜努力を褒められた子の意欲

「いい点を取ったこと」自体を評価するのか、それとも「いい点を取れるほどの努力をしたこと」を評価するのか。これらは似ているようで、子どもたちへの影響はまったく違ってくるということです。

「努力したこと」を褒められた子どもは、努力そのものに価値を見いだすようになります。

もっといえば、**「努力をすれば、できなかったことができるようになるんだ」と自分を信じられる**ようになる。すると、テストで100点を取る以外のことにも好奇心が生まれ、それに対して努力ができるようになる。問題解決への意志と能力とは、こうした豊かな好奇心と努力を土壌として育つものなのです。

このリサーチ結果から、ドゥエック博士は、人を評価するポイントを次のようにまとめています。

部下や子どもを
成長型マインドセットにする褒め方

- ゴールにたどり着くまでの計画を立てたことを評価する。
- 努力を積み、ゴールにたどり着くまでの過程をエンジョイすることを評価する。
- 諦めずに継続したことを評価する。
- その結果として上達したことを評価する。

うまくいっていないときに、「だから君はダメなんだ」などと相手を否定するなんて、一番やってはいけないことです。

ただし、何でも褒めればいいというわけでもありません。

いつ褒めるかというと、**「うまくいっているとき」に褒める**。

どう褒めるかというと、**うまくいくようになった「努力とプロセス」を評価する**。この褒めるタイミング、褒めるポイントを意識するだけでも、やがて大きな違いが生まれてくるはずです。

結果だけで人間をランクづけするのではなく、どれだけ努力したかも正当に評価することができる社会。悪しき結果主義／成果主義を脱して、個々人の価値や可能性を信じて伸ばせる社会こそが、私たちが本当の豊かさを獲得できる未来をつくるのではないでしょうか。

自分を成長型マインドセットにする方法

さて、現在、マネジメントされる側にいる方は、ここまで読んで、「自分が成長型マインドセットになるには、社会や組織、上司の指導法が変わることを願うしかないのか」と落胆しているかもしれませんね。

でも、そんなことはありません。成長型マインドセットにつながる評価法は、自分に対しても応用できるでしょう。**適切な声かけによって上司が部下の成長を促すように、自分で自分の成長を促すことも可能**なのです。

結果にこだわるのではなく、努力とプロセスにこだわって自分自身を評価する。明確な目標を定めて計画を立て、集中して努力を積み重ねる。そして、その瞬間、瞬間を楽しむ。

周りが固定型マインドセットだと、もどかしい思いが募ることも多いかもしれません。置かれている環境によっては、孤独な戦いになる覚悟も必要かもしれません。

それでもなお、自分で自分の成長を促していく。そうすれば、自分こそが成長型マインドセットの組織、ひいては社会をつくる先駆者となれるはずです。社会とは一人ひとりの人間の集合体であり、その一人ひとりの変化が社会のあり方を変えていくのです。

PERFORMANCE

15 マインドセット

人生のあらゆる成功に必要な「yet」の思考

「まだ」の言葉ひとつが、ゴール到達を可能にする。「君は“まだ”できていないだけ」「自分は“まだ”できていないだけ」――すると、「いずれできるようになる未来」に向かって意欲的に取り組めるようになる。

「できない」のか、「“まだ”できていない」のか

「まだ」を意味する「yet」は、成長型マインドセットにつながる頼もしいワードです。これひとつで、「まだいける」「まだ伸びる」という、未来の可能性を示すことができるからです。

私は、故障後の選手のリハビリテーションなどの際に、しょっちゅう「yet」と言います。

選手たちと私には、そのときどきに到達したいゴールがあります。そこで**「君は到達していない」と言うか、「君は“まだ”到達していない」と言うか**。選手の意欲に与える影響の違いは、明白なのではないでしょうか。

そして実際、意欲を燃やし続け、努力を積み重ねていけば、必ずや到達できるものです。したがって、**いかに意欲を途切れさせないようにするかが、指導する側のもっとも重要な仕事**といっていいでしょう。

「まだ」のひと言で結果は大きく変わる

「できない」	「“まだ”できていない」
↓	↓
「ずっとできないに違いない」	「“いずれ”“近いうち”できるに違いない」
↓	↓
意欲ダウン、断念	意欲アップ、継続、達成

この「yet」の思想を自分に対しても応用し、**「自分は、できないのではない、“まだ”できていないだけだ」**と念じ続ける。「まだ」「まだ」「まだ」と、自分自身に集中して着々と実力をつけることで、より充実した人生が開けていきます。

では、「まだ」に終わりはあるのでしょうか？

私の考えでは、答えは「ノー」です。「まだ到達していない」と言い続けて、到達したら、「まだいける」と次のゴールを設定する。「まだ到達していない」と言い続けて、また到達したら、さらに「まだいける」と次のゴールを設定する。

これは、終わりのない苦しいレースではありません。成長型マインドセットでは、チャレンジこそが楽しみです。**「まだ到達していない」「まだいける」と、次々と新しいことにチャレンジしていく、その繰り返しによって、人はいくらでも伸びていける**はずなのです。

PERFORMANCE

16 マインドセット

始める、立ち止まる、評価する、そしてまた前進する

ゴールに到達するためには、「自分の現在地」を確認することが欠かせない。時には、あえて立ち止まり、考える。ゴールを見失わずに進んでいるだろうか？　この進め方でいいのだろうか？この自問自答を繰り返すことで、確実にゴールに近づける。

「現状把握」なくして、「前進」なし

地図を見ながら目的地に向かう際、現在地がわからなくては、どちらに向かって踏み出せばいいのかわかりませんよね。向かっている途中も、ときどき自分の現在地と目的地を確認して、そのまま進んでいいのかを確認します。

成長もそれとまったく同じで、自分の現状を把握していなくては、定めたゴールに向かって着実に歩んでいくこともできません。**時には勢いで始めることもあると思いますが、そのまま突き進むだけでは、いずれ迷子になってしまう**でしょう。

そこで必要なのは、**「スタート・ストップ・エバリュエート・リスタート」**のプロセスです。

直訳すれば、「始める・立ち止まる・評価する・ふたたび始める」ということ。このプロセスを繰り返すことが、着実に成長し、前進し続けるために不可欠なのです。

人類の祖先も、こうして獲物に辿り着いていた

「スタート・ストップ・エバリュエート・リスタート」は、本来、

神経伝達物質によって、ごく自然に行なわれるべきものです。人類が古来、脈々とインストールしてきた本能的な仕組み、といってもいいでしょう。

たとえば、狩猟採集を行なっていた時代の人々が、食料を得るために狩りに出るとします。どこで獲物をつかまえるかなど計画を立てて出発しますが、必ず途中で立ち止まって、現在位置を確認したり、計画どおり進んでいるか、あるいは当初の計画のまま進んでいいのかを考えたりしなくてはいけません。

必要ならば計画を調整し、ふたたび出発する。そうでなくては、いつまで経っても獲物に辿り着けないでしょう。

ところが、現代に生きる私たちは、多種多様な悪いストレスのノイズに邪魔されて、本来あるべき「いったん立ち止まる」という思考力と判断力が発動しにくくなっているように思えます。これには乱れた食生活や、不健康な生活習慣からくる不眠なども関係しているのかもしれません。

時には立ち止まって考え、判断することも必要なのに、常に突き進むことを求められる中で、立ち止まって考える余裕をもつことができないのです。

大げさな言い方かもしれませんが、いったんスタートしたら、ゴールするかクラッシュするまで止まれない。まるで過酷なデスレースを強いられているような感じです。

本能的な「ストップ・エバリュエート・リスタート」が作動しづらくなっているのだとすれば、私たちには、**「あえて」立ち止まって考えるという意志の力が必要**です。

前進するには、まずゴールを設定する必要があります。そして計画を立て、一歩を踏み出す。歩みを進める。しばらくしたら、たとえ順調に思えても、どこかのポイントで必ず立ち止まって、自らを振り返ること。

スタート・ストップ・エバリュエート・リスタート

□確実に前進するには……　**ゴールを設定する**

↓

スタート：　まず一歩を踏み出す

↓

歩み続ける

↓

ストップ：　立ち止まる

↓

エバリュエート：　自分を振り返る、現状把握をする（現在位置を確認する）、フィードバックをもらう

↓

リスタート：　また前進する

↓

歩み続ける

↓

ストップ：　立ち止まる

↓

エバリュエート：　自分を振り返る、現状把握をする、考える

↓

リスタート：　また始める

「定めたゴールへと至る道のりから外れていないだろうか」

「途中、途中に定めた小さなゴールはクリアできているだろうか」

「今、取り組んでいる業務やタスクが、人材配置や進め方などの点でファンクショナルに進行しているかどうか」

――このように、いったん立ち止まって自分の現状を把握し、評価したうえで、また歩み始める。

人生とは、このプロセスの繰り返しです。そんな当たり前の事実を改めて頭に刻み、意識的に実践していくことが、おそらく今の私たちには必要なのです。

ネガティブ思考に陥ったときの対処法

「ストップ・エバリュエート、リスタート」は、「無理なんじゃないか」「もうやめてしまいたい」といったネガティブ思考が生まれたときにも有効です。

ネガティブ思考は、ゴールに向かう自分の足の動きを阻むものです。しかし、よからぬものといっても「消えろ、消えろ」と念じるだけでは、かえってイライラや焦りが募るだけ。ネガティブ思考に対処することはできません。

今の自分には何が足りないのか、どうしたら足りない点を補えるか。**今までの自分を振り返ったり、誰かとコミュニケーションをとったりすることで、次の行動の指針を得ることが、ネガティブ思考を解消する処方箋となる**でしょう。

PERFORMANCE

17 マインドセット

最高の成果を出す3つの条件
「マインド」「フィジカル」「クラフトマン」

まず、「自分を信じて努力を積み重ねられるマインド」と「強く健康的な体」を養う。そして「自分の能力」を育てる。この3つの条件を積み重ねれば、年齢や職業にかかわらず、誰もがハイパフォーマーになることができる。

人は誰もが「ハイパフォーマー」である

常に前進し、挑戦し、物事を成し遂げていく力。これは生来の性質ではなく、磨き方さえわかれば誰もが獲得できる能力です。ビジネスパーソンも学生さんも、子育て中の親御さんも、**人は誰しもハイパフォーマーになる素質をもっている**のです。

ハイパフォーマーになる方法は大きく分けて3つあります。

1つはマインドを鍛えること。自己肯定感が高く、難しいことも楽しみながら、自分を信じて努力を積み重ねることができる。だからこそ本来の能力を発揮できるわけで、そんなメンタルへと鍛えていこうということです。

もう1つは、フィジカルを鍛えること。何をするにも、やはり体は必要不可欠な資本です。体が強くなければ、最大のパフォーマンスを発揮することもできません。といっても、もちろん激しい筋トレなどをおすすめしたいわけではなく、「機能的に動ける体」をつくろうということです。

そして**最後の1つは、自分の中の「クラフトマン」を育てること**です。クラフトマンとは「職人」。つまり仕事や子育てなど、自分のプロフェッションや、今まさに熱意を注ぎたいことに対する能力を磨こうということです。

これは、最初の２つがそろったうえで訪れるステージといっていいでしょう。マインドとフィジカルが鍛えられると、能力を上げる努力が実りやすくなるのです。

裏を返せば、技の能力を磨こうとしているのに伸び悩んでいるときは、メンタルとフィジカルの鍛錬が追いついていない証しと考えたほうがいいかもしれません。技の習得は、体と心を鍛えた延長上にあるのです。

前進できる心身のつくり方

マインドを鍛える

- 成長型マインドセット（p169〜186）
- マインドフルネス（p155〜160）
- レジリエンス（p236〜252）

フィジカルを鍛える

- IAP 呼吸法エクササイズ（p198〜217）
- ジョイント・バイ・ジョイント・セオリー（p218〜235）
- 睡眠の質を上げる日常習慣（p94〜113）
- 食生活の改善（p114〜133）

PERFORMANCE

18 マインドセット

成長型マインドセットこそが「本当に豊かな社会」をつくる

世界をリードする企業がアメリカ・シリコンバレーで生まれていること。リーマンショックから数年でアメリカ経済が立ち直ったこと。これらの背景には、楽しみながら成長し続けることを可能にする「成長型マインドセット」があると考えられる。

驚くほどポジティブなシリコンバレーの人々

成長型マインドセットは、今や「常に前進し、成果を出せる人材」になるセルフマネジメント法として、シリコンバレーの企業などでも取り入れられるようになっています。

スタンフォード大学の私の所属する部署では学生や選手と接する機会が多いことから、ドゥエック教授を招き、講義やディスカッションの指導を直接受けた経験があります。人はどんな人と出会い時間を共有するかで人生までも変わるといいますが、ドゥエック教授と共に過ごした時間は、まさに私の人生のハイライトの1つでした。

また、私は仕事柄、シリコンバレーの人たちと接することも多いのですが、こんなにポジティブでいいのかというくらい、彼らは常に前向きなエネルギーに満ちています。そのエネルギーに触れることで、私自身も元気づけられる気がします。

自分のことも他人のことも否定せず、常に新しいこと、おもしろいことを追い求め、世界を変えるために何ができるかを考えている。決して夢物語で終わらせるのではなく、「どうやったら実

現できるか」を発想力豊かに考え、目を輝かせて話す彼らと接していると、世界を牽引する革新的な企業がシリコンバレーで生まれていることにも納得できます。

楽しみながら成長し続けることを可能にする成長型マインドセットは、主要な精神文化としてすでにシリコンバレーに根づいているのです。

翻って日本の社会はどうでしょう。あまり否定的なことは言いたくないのですが、固定型マインドセットの傾向がかなり強いのではないでしょうか。それが個人の発想や行動に制限をかけ、日本社会の固定化、停滞につながっているように見えるのです。

リーマンショックからの回復を支えたもの

ドゥエック教授が唱えた成長型マインドセット理論は、発表されてすぐに根づいたわけではありません。

折しも当時のアメリカは、バブル経済の真っ只中でした。「どうしたら成長し続けられるのか」という問題意識は、多くの人にとって、そこまで切実ではなかった。これも、成長型マインドセットが注目されなかった背景の1つでしょう。

アメリカのバブルが下火になってきたのは、2003～2004年のこと。不景気の兆候は、まず、道路の渋滞が減ってきたことに表れました。アメリカ人はみな車通勤ですから、景気悪化の影響で企業が人員を削減すると、車の交通量が格段に減るのです。

成長型マインドセットが注目され始めたのも、ちょうどこのころでした。スタンフォード大学でも、成長型マインドセットを学ぶ授業が1、2年生の必須科目になっていたと記憶しています。

そして2008年、あのリーマンショックが起こります。住宅バブルが弾けてアメリカ経済は一気に不景気に落ち込み、その影響は世界中に及びました。みなさんもご記憶のことでしょう。

しかし、アメリカ経済は、そこからたったの３～４年で復活しました。シリコンバレーの起業家の多くはスタンフォード大学出身です。このとき**アメリカ経済が急速にリカバーした背景に、成長型マインドセットがあったのは間違いありません**。

「こんな状態は長くは続かない」「何とかなる」「何とかしよう」といったマインドが、景気回復の１つの推進力となったのではないでしょうか。ちょうど景気が下火になってきたころに成長型マインドセット理論が注目され始めたこと、そして今なお活気にあふれるシリコンバレーで成長型マインドセットが根づいていることからも、そう考えられます。

「失われた20年」の原因は固定型マインドセット？

バブル崩壊というと、日本でも1990年ごろから起こりましたね。以降、日本は20年以上にも及ぶ不景気に苦しみました。

先例のないことはしない。柔らかく豊かな発想力をもって新しいことにチャレンジすることができない。そんな固定型マインドセットが日本には長く根づいており、景気回復の足かせとなったと見ることもできるのではないでしょうか。

もちろん、バブルの起こり方も弾け方も、日米で違っていたはずです。それでも、国中を揺るがす経済的打撃から回復するのにかかった年月の差を思うと、難題に立ち向かうマインドの違いを思わずにはいられないのです。

マインドセットの違い＝組織の力の違い

シリコンバレーでは、よりよい可能性（ポジション・高い給与・やりがい）を求めて、「前進」するために自ら会社を辞めるというのが、会社を去る理由の筆頭に挙がります。また、会社を追われるのは「年をとった人」ではなく、「変化を嫌い、前進しない人」であるというのが常識になっています。

固定型マインドセットでは、先例のないことはしないなど発想が凝り固まってしまいます。これは個人だけの問題だけではありません。

固定型マインドの個人が集まったら、その集団が固定型マインドセットで運営されることになります。すると、発想力豊かに新しいことにチャレンジし、成長していくということが起こりづらくなってしまう。家族という小さな組織から企業、地域、ひいては国家レベルでそうなっていると考えると、やはり教育は非常に重要であると痛感します。

前述のとおり、ドゥエック教授が行なった実験では、結果を褒められたグループは、プロセスを褒められたグループよりも、能力の伸び率が格段に低くなりました。これは、**固定型マインドセットが社会、そして国全体の水準を下げてしまう**ことをも示していると思います。

結果ではなくプロセスを重視した教育ならば、子どももまた結果よりもプロセスを重視するようになり、もし1つの挑戦がうまくいかなくても次のことに挑戦できる、そういうマインドになります。それが個人、ひいては社会の成長の推進力となります。

幼少期から20代半ばくらいまでは、神経の可塑性が高い、俗にいう「脳が柔らかい」「吸収しやすい」状態です。見たり聞いたり触れたりという刺激を通じて、どんどん脳の神経回路が変化し、成長します。この時期に、その子がどんなことに向いているのかにも注目しながら、いろいろなことを経験させ、そのつどポジティブな声がけをすることが重要です。

子どもの教育だけでなく、部下指導などにおいても同様です。**結果だけを重視したり、部下の仕事ぶりに必要以上に口を出したりしていると、やがて部下は仕事に対する意欲を失ってしまう**でしょう。その挙げ句に自信喪失に陥り、うつ状態に追い込まれる、なんてことにもなりかねません。

人の上に立つ人物の役割とは、下の人たちにたくさんのドアを用意し、彼らがどのドアを開けたとしても対処できるようにすること。それが下の人たちの才能の開花につながります。

そして、彼らの才能を信じて役割を与え伸ばすことです。これができないというのは、組織の成長にとって大きなマイナスとなります。

IAP呼吸法は、「コア・マッスル強化」にもつながる

腹圧をかけたまま息を吐くIAP呼吸法は、お腹の内側の筋肉強化にも効果的。毎日行なうことで次第に上半身が安定して姿勢がよくなり、神経伝達が向上する、内臓機能が上がる、腰痛などの痛みが起きにくくなるなどの効果が期待できる。

「体幹」が安定し、姿勢が改善される

一般的な腹式呼吸では、吸うときにお腹をふくらませ、吐くときにお腹をへこませます。それと違って、**お腹に圧をかけたまま息を吐くIAP呼吸法では、体幹部、いわゆる「コア・マッスル」が強化されるため、上半身の安定性が増し、姿勢改善にもつながる**のです。

特に、デスクワークが多い人は腹筋が弱り、猫背になりがちではないでしょうか。背中が丸まっていると胸やお腹が押しつぶされる形になり、内臓機能が低下してしまいます。

腹部のコア・マッスルが適度に鍛えられると、しっかりと胴体が支えられます。すると肋骨は開きすぎず、肩甲骨は上がりすぎず、正しい位置に調整され、自然と鎖骨が開き、肩が下がります。

このようにIAP呼吸法で姿勢が改善されると、**神経伝達が向上する、普段の呼吸の質が改善される、血行がよくなる、腰痛や肩こりが起きにくくなる、消化・吸収など内臓機能がアップする**など、数々の効果が期待できるのです。

IAP呼吸法でコア・マッスルが鍛えられ、姿勢が改善される

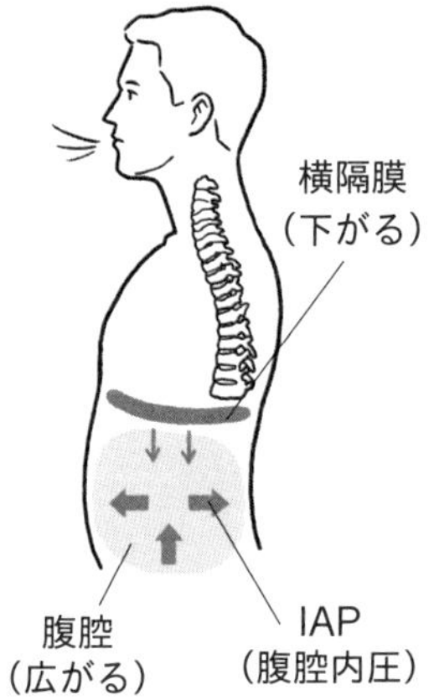

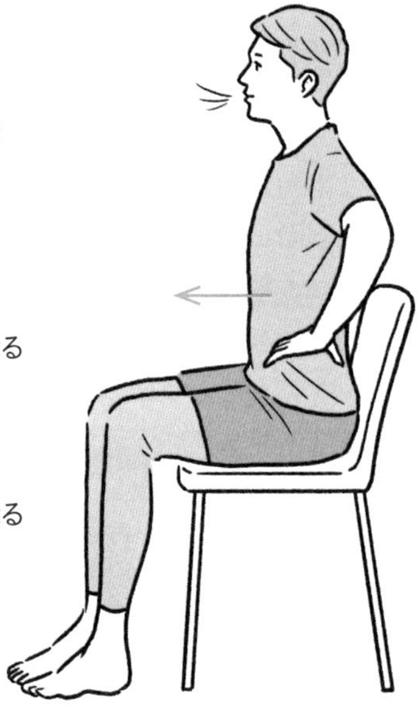

腹圧を高める

↓

体幹と脊柱という“体の中心”が
圧力で支えられ、安定

↓

正しい姿勢になる

↓

中枢神経と体の連携がスムーズになる

↓

無理な動きがなくなる

↓

体の各パーツがベストポジションになる

↓

パフォーマンスが上がる

↓

疲労やケガの予防につながる

痛みを引き起こしにくくなる

私が見てきたスタンフォード大学のスポーツ選手にも、IAP 呼吸法を続けたことが実績に結びついたと見られるケースは枚挙に暇がありません。

たとえば、2016 ～ 17 年、私が同大学の野球部を受け持っていたころのこと。ニコ・ホーナー遊撃手、クリス・ブービッチ投手という選手がいました。２人とも、スポーツ推薦ではなく学力でスタンフォード大学に入学した選手です。

内野手のホーナー選手は高校生のころから腰痛持ちで、大学１年の頃はほとんど出番なし。投手のブービッチ選手も腰痛を抱えており、スピードも制球力もローテーションに入るにはほど遠い実力でした。私は彼らが２年生のときに１年間、野球チームを担当していたのですが、１年目は２人とも腰痛のせいでほとんど試合に出られなかったと言っていました。

彼らを含む腰痛持ちの選手を指導し、９月から 11 月の終わりまでの秋季練習中に IAP 呼吸法を取り入れ、体幹をみっちりと鍛えました。さらに彼らにとって幸いだったのは、その秋季練習の間に自分に合う呼吸法を見つけ、地道に続けたことです。

呼吸法を毎日の習慣としたことで、彼らは次第によく眠れるようになり、また、試合前にも呼吸法を行なうことで、落ち着いてゲームに臨めるようになっていきました。さらに、２人とも卒業するまで一度も腰痛が起きませんでした。

これらは呼吸法によってコア・マッスルが鍛えられ、体幹部を安定させてプレイできるようになったことが理由と考えられます。たとえばバッティングひとつ見ても、コア・マッスルが鍛えられていると、体をひねった際に腰椎が安定し、胸椎の可動性が向上します。その結果、腰椎に無理が生じなくなるのです。

みなさんの中には、ジムなどでウェイトトレーニングをしている人もいらっしゃるかもしれません。デッドリフトなど**腰に負担がかかりがちなトレーニングを行なう際には、フォームを正しくすることに加えて、IAP呼吸法の要領で「腹圧をかけたままウェイトを持ち上げる」ようにするといい**でしょう。

「万年控え」だった選手が、今や一流メジャーリーガー

さて、彼らが3年生のときに、私は野球チームを外れて水泳チームに移ってしまったのですが、ホーナー選手は2年生でレギュラーになり、卒業するまで毎年3割以上の打率を保ちました。ブービッチ選手は2年生で開幕投手となり、卒業するまでローテーションを外れませんでした。

そして卒業の年、2人ともドラフト1位指名で、ホーナー選手はシカゴ・カブス、ブービッチ選手はカンザスシティ・ロイヤルズに入団しました。

それ以降も、2人は呼吸法を毎日欠かさず続けたそうです。その甲斐あってか、ホーナー選手はマイナーリーグ入りしてからたったの15か月でメジャーリーグに昇進。ブービッチ投手は2年めでマイナーリーグ最優秀選手となり、さらにマイナーリーグ入りからたった25か月でメジャーリーグのローテーション選手にまでなりました。

一方、野球チームから水泳チームに移ってからも、私は呼吸法の腰痛改善効果を実感することになりました。腰痛持ちだったバタフライや平泳ぎの選手にも、抜群に効果が出たのです。私が競泳チームに移った当初の3～4週間は、毎日のように腰痛のトリートメントをしていたことを覚えています。その腰痛もだんだんと減り、シーズンの半ばごろまでには腰が痛くて訪ねてくる選手はほとんどいなくなりました。

体のタフネスを叶える「IAP呼吸法エクササイズ」

普段、あまり運動をしていない人が急に体を動かそうとすると、体を痛める恐れがある。IAP 呼吸法エクササイズなら、今まで運動習慣がなかった人でも安心。呼吸をベースに、「タフな体」に必要な筋肉を、無理なく適度に鍛えることができる。

「IAP呼吸法＋少しの負荷」が効く

基本の IAP 呼吸法は Part 1で説明したとおりです。ここからは、より強い体をつくる「IAP 呼吸法エクササイズ」を紹介していきましょう。

おそらく読者のみなさんは、私が日ごろ接しているスポーツ選手とは違って、普段、あまり体を動かしていないと思います。

そういう人が、急に「健康のため」と思い立って毎日スクワットしたり、ジムでウェイトトレーニングをがんばったりすると、かえって体を痛めかねません。

きついエクササイズというのは、それに耐えうるだけの体の土台がなくては、効果を発揮しないものなのです。

IAP 呼吸法エクササイズは、エクササイズと名づけはしましたが、「息を吸ったときに横隔膜が下がると共に腹圧を上げる」という呼吸がベースです。**体にまったく無理をさせず、適度な負荷をかけてコアを鍛えるから、誰もが、続けるうちにたしかな効果を実感できる**というわけです。

そういう意味では、IAP 呼吸法エクササイズは「無理なトレーニングで体を壊す人を減らしたい」という思いから生まれたものである、といってもいいでしょう。

キビキビ動けるタフな体をつくるために、ぜひ1つからでも取り入れていただけるとうれしいです。

試合に向かう選手に指導していたエクササイズ

IAP呼吸法エクササイズは呼吸がベースであるため、トレーニング効果だけでなくリラックス効果も絶大です。

スタンフォード大学の野球部の指導をしていたころ、試合で緊張している選手に、今では競泳の選手によく使うバランスボールによるIAP呼吸法エクササイズを指導していました。**壁にバランスボールをつけ、両ひじをバランスボールについて寄りかかるようにした姿勢で、息を吐くときに両ひじでグーッとボールを押しながら、ボールを上に移動させたり、片腕だけを離して体を回転させたりする**、というものです。

試合でバッターボックスやマウンドに向かう直前、緊張のために体がガチガチに固まり、呼吸もしづらくなってしまう選手は少なくありません。そこで、このエクササイズを行なうと、一気に体が開いて呼吸がしやすくなります。

こうして適度に緊張がほどけた状態でバッティングボックスやマウンドに向かうと、決まって、いいプレイができるのです。

「姿勢改善効果」を高める IAP呼吸法エクササイズ

現代人に多い「反り腰」の姿勢は腰に負担をかけ、腰痛の原因となる。ここで紹介するIAP呼吸法エクササイズでは、肋骨下部を引き下げ、肩甲骨が下がり、腰椎が伸び、骨盤がやや後ろに傾くことで反り腰を解消し、姿勢を改善できる。

「反り腰姿勢」が体に負担をかけている

現代人には、肋骨が開き、骨盤が過度に前傾している「反り腰」の人が非常に多く見られます。腰痛などにつながる、あまりよくない状態です。

そこで、このIAP呼吸法エクササイズでは**仰向けになり、息を吐く際に肋骨下部を引き下げるように意識**します。すると自然に肩甲骨が下がり、腰椎が伸びる感覚が得られるはずです。

腰椎が伸びるというのは、骨盤がやや後ろに傾くということ。このエクササイズを習慣づけると徐々に反り腰が解消され、姿勢改善につながるというわけです。

「姿勢改善」効果を高める
エクササイズ

❶ 仰向けになり、両手を肋骨の上に置き、両ひざを立てる。

❷ 5秒かけて、お腹をふくらませながら（圧を上げながら）、ゆっくりと鼻から息を吸う。

❸ お腹の圧をできるだけ維持し、肋骨下部を引き下げるように意識して、5秒かけてゆっくりと鼻から息を吐く。

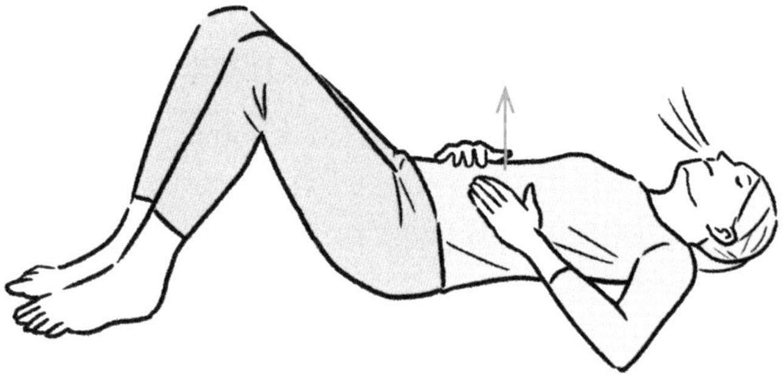

❹ ②～③を 6 セット（1分）ほど繰り返す。

＊ 肋骨下部を引き下げるように意識することで、自然に肩甲骨が下がり、腰椎が伸びる感覚が得られれば ◎ 。

「コア・トレーニング効果」を高める IAP呼吸法エクササイズ

よくある「四つん這いのエクササイズ」だと、実はコア・マッスルに効いていない可能性が高い。このIAP呼吸法エクササイズでは、腹圧をかけたまま息を吐くことでコア・マッスルを適度に鍛え、確実に体幹を安定させていける。

本当にコアに効かせるには、「腹圧をかけ続ける」

このエクササイズは、どこかで見たことがある、あるいは、やったことがあると思った方もいるかもしれません。しかし、実はちゃんとコアに効いていない場合が大半と思われます。

よくある四つん這いのエクササイズでは、「腹圧」に言及しているものをあまり見かけません。しかし**コア・マッスルを鍛えるには、腹圧をかけ続ける必要がある**のです。

このIAP呼吸法エクササイズでは、おそらく多くの人は30秒間、姿勢をキープするだけでもけっこうきつく感じるでしょう。それこそコア・マッスルに効いている証しです。

「コア・トレーニング」効果を高める エクササイズ

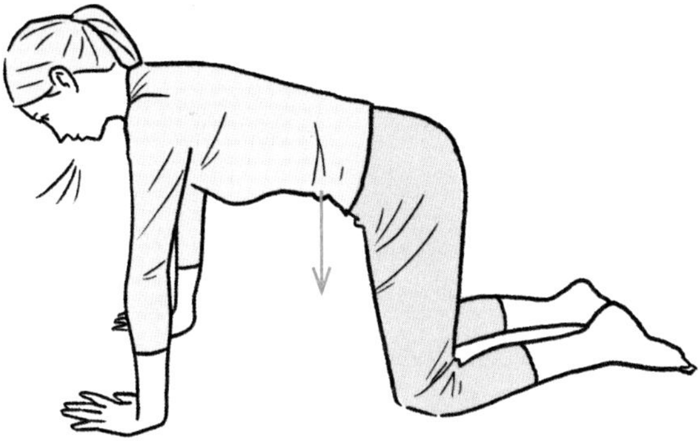

❶ 両手は肩の真下、両ひざは股関節の真下にくるように（下向きの「コ」の字になるように）四つん這いになり、両足の甲を床につける。背骨が床と平行になるように調整する。

❷ 5秒かけて、お腹をふくらませながら、ゆっくりと鼻から息を吸う。

❸ 腹圧をかけたまま、肋骨下部を引き下げるように意識し、5秒かけてゆっくりと鼻から息を吐く。

④へ

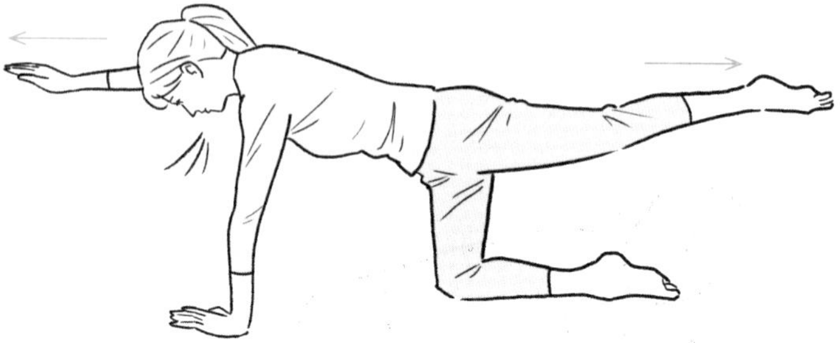

④ 吐きながら、まずゆっくりと右手を持ち上げる。次の呼吸サイクルで息を吐きながらゆっくりと左足を持ち上げまっすぐに伸ばす。この姿勢をキープしたまま、5秒かけて鼻から息を吸い、5秒かけて鼻から息を吐く。同じように3回ほど呼吸したら、ゆっくりと手足を下ろす。

⑤ ②〜③を繰り返し、左手と右足を持ち上げて④を行なう。

⑥ 左右交互に3セットほど行なう。

＊手と足を同時に上げるのが難しければ、まずは両ひざをついたまま片腕だけで上げ下げ（5秒ずつ）を左右繰り返し、上達してきたら両腕をついたまま片足ずつ持ち上げるのをトライしてみてください。

座りっぱなしでパソコンとにらめっこ…リモートワークの隠れたリスク

長時間、座っていると体の前側の筋肉が縮こまり、立ち姿勢が悪くなる。立ち姿勢が悪いと歩行の質が低下し、腰痛やひざ痛が生じやすくなる。いわゆる「がに股」「X脚」も、立ち姿勢の悪化、歩行の質の低下によって生じる場合が多い。

こうして始まる「痛みの連鎖」

長時間、座りっぱなしで、体を動かさずにいると、血流など体内の循環が悪くなる。これが不健康につながるというのはもちろんなのですが、私の専門分野からすると、**座りっぱなしの一番の弊害は「立ち姿勢が悪くなること」と、それによって「歩行の質が下がり、痛みが起こりやすい体になること」**です。

椅子に座ると、骨盤と太ももは直角に近い状態になりますね。したがって、長時間、座りっぱなしというのは、骨盤の内側にある筋肉（腸骨筋《ちょうこつきん》・大腰筋《だいようきん》）と前ももの筋肉（大腿四頭筋《だいたいしとうきん》）が収縮した状態が長く続くということです。

すると、立ち上がったときに、これらの筋肉が十分に伸びず、胴体が前屈みになります。しかし、前屈みのままでは歩きづらいため、姿勢をよくしようとして胸だけを起こそうとする。このように、**腰は前屈みのまま胸だけを起こすと、おのずと腰が反り、腰に負担がかかります**。

さらに、この不自然な姿勢で歩こうとすると、いわゆる「がに股歩き」になります。**ひざと爪先は外を向いているのに、進む方**

向はまっすぐですから、着地のたびにひざに負担がかかります。

さらに、広がったひざを正そうとして、ひざが外側に向いたままで脚を閉じようとする。これがX脚の原因です。特に女性に多く見られるケースですね。

座りっぱなしが立ち姿勢の悪化、歩行の質低下につながる

× 背もたれに背中をあずけて座る

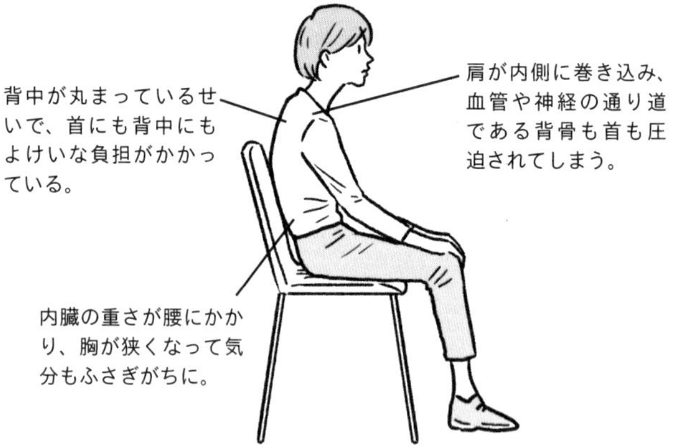

× 脚を組み、背中を丸めた状態でうつむいてスマホを操作

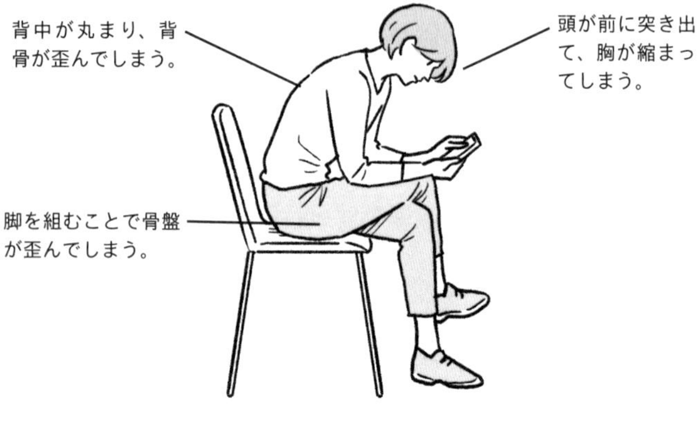

「歩行の質」を上げるエクササイズ

❶ 床に座って両足を開き、右ひざを曲げる。右手もしくは右ひじを体の右横につき、お尻を持ち上げる。
＊ひざを床につくと痛い場合は、ひざの下に薄めのクッションなどを敷いて行なう。

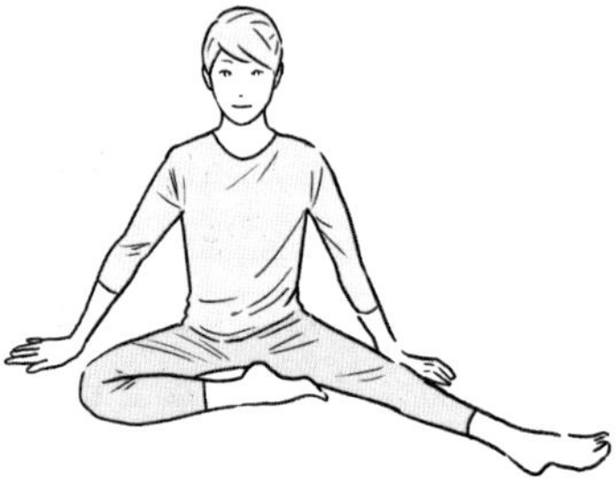

❷ 5秒かけて鼻から息を吸う。腹圧をかけたまま鼻から5秒間吐きながら、左足をしっかり床に押し付け、左手を頭頂の延長線上に向かってグーッと伸ばしていく。ふたたび5秒かけて鼻から息を吸いながら、伸ばした左手をいったん緩め、また腹圧をかけたまま5秒間吐きながら、左手を頭頂の延長線上に向かって伸ばす。3〜5セット行なう。
＊脇腹の伸びを感じつつ、腰が反らないように注意。
＊あごを引き、首が伸びる感覚があるとなお◎。
＊あまり秒数にはとらわれず、呼吸とともに行なう。

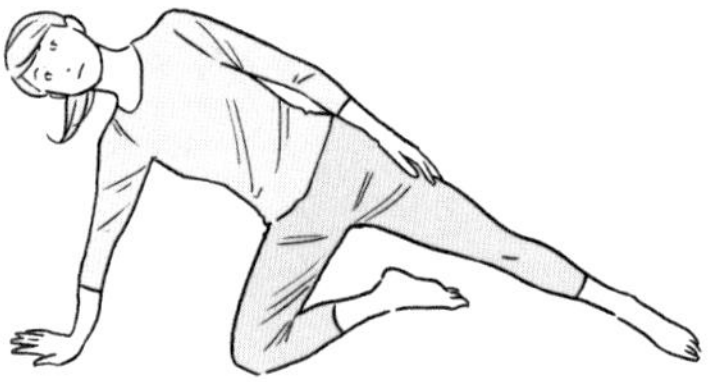

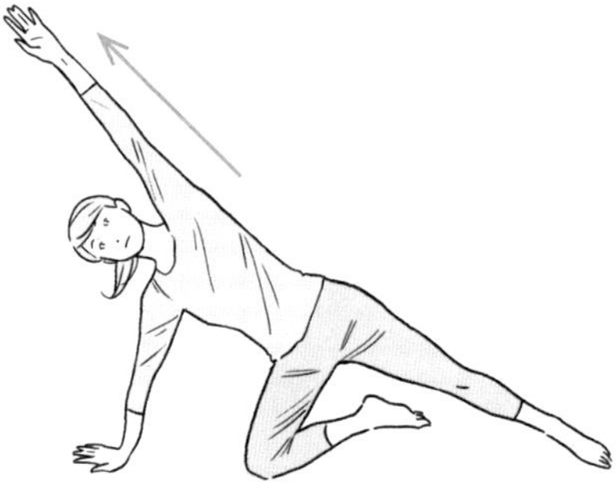

❸ 反対側も②と同様に行なう。

「呼吸力アップ効果」を高める IAP呼吸法エクササイズ

デスクワークが多い人は、胸郭が狭くなっているために呼吸の質が低下している可能性が高い。このIAP呼吸法エクササイズでは、首を伸ばしながら肩甲骨を大きく開くようにすることで呼吸がしやすくなり、首こり、肩こりの予防、解消にもつながる。

背筋が伸び、肩こり、首こりにも効く

デスクワークが多い人は特に、背筋が縮みがちです。背筋が縮まると胸郭も狭くなり、呼吸がしにくくなります。

このエクササイズは、ひじと手首で床を押しながら背中を丸め、背中が丸まったときに肩甲骨が大きく左右に開く形になるように行なうIAP呼吸法です。

エクササイズの直後には、さっそく背筋がスッと伸び、視線が少し高くなったように感じられるでしょう。**胸郭が自然と広がり、呼吸がしやすくなります。**

また、**日ごろ縮こまりがちな首筋が伸びることで、首や肩のこりなども改善する**はずです。

姿勢改善、「呼吸効率アップ」効果を高めるエクササイズ

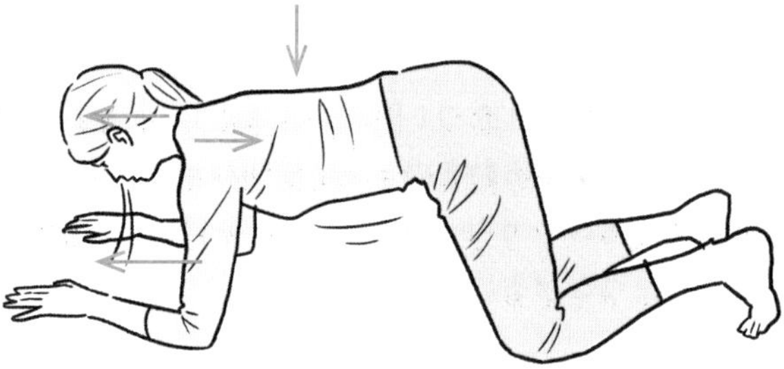

❶ 四つん這いになって両ひじを 90 度に曲げ、顔を下に向ける。両ひざを 90 度に保ち、股関節の真下にくるように(下向きの「コ」の字になるように)して、両足の指を床に立ててつく。

❷ 5秒かけて鼻から息を吸い、手首と両ひじ、両ひざで床を押すように意識しながら、背中を丸めるようにする。

＊ 背中のみぞおちの後ろあたりに意識をおく。

❸ 背中を丸めたら、股関節とひざの角度を保ったままで、息を吐きながら上半身を少しお尻のほうに移動させる。

＊ 腕は前方へ、肩は後方へ行くイメージで。首は亀のように前方に突き出し、背中の伸びを意識する。

❹ ③の体勢をキープしたまま、5秒かけて鼻から息を吸い、5秒かけて吐く。これを 6 回繰り返す。

＊ エクササイズを終えて、立ったときに背が高くなったように感じれば◎。

PERFORMANCE

25 活動的な体をつくる

お尻を鍛えて
動ける体・痛みのない体をつくる

お尻の筋肉は、「座る」「立つ」「歩く」「走る」「止まる」「方向転換する」など、下半身の動きのすべてに関わっている。お尻の筋肉を適度に鍛えるエクササイズが、「キビキビ動ける機動性の高い体」づくりにつながる。

「お尻」は、下半身の動きのすべてに関わっている

デスクワークが多いために、「座りっぱなしでお尻が痛い」という悩みを抱えている人も多いかもしれません。

ここで実際に問題なのは、**お尻が痛いこと自体よりも、日中の多くの時間を座って過ごしていると、お尻の筋肉が衰えてしまう**ことです。

お尻の筋肉というと、女性誌などでよく見かける「美尻」を思い浮かべる人も多いでしょう。その瞬間、男性の読者は自分とは無関係だと思うかもしれませんが、実は誰にとってもお尻の筋肉は重要なのです。

というのも、**お尻は「座る」「立つ」「歩く」「走る」「止まる」「方向転換する」など、体の動きのほとんどすべてに関わっている**からです。

お尻の筋肉の役割

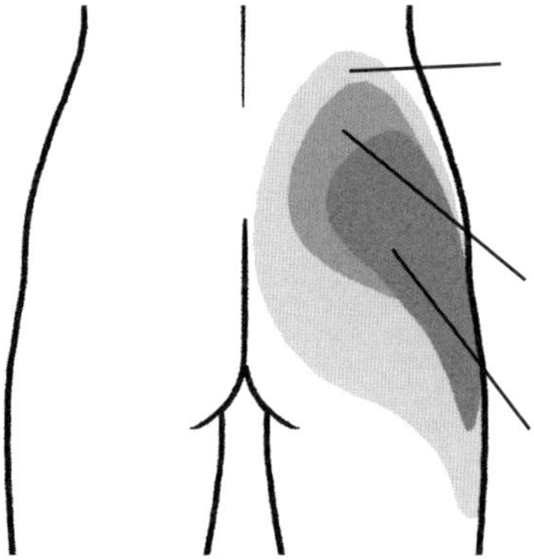

大臀筋《だいでんきん》：股関節を取り囲み、骨盤を支える筋肉。立つ、歩く、姿勢を保つなどの日常動作に関与する。

中臀筋《ちゅうでんきん》：大臀筋の下にある筋肉。股関節と骨盤を安定させる役割を担う。

小臀筋《しょうでんきん》：中臀筋の下にあるインナーマッスルのひとつ。中臀筋の動きをサポートする。

太ももやふくらはぎと同じくらい、お尻は体の動きを支えている。そういう意味で、**お尻は「体のエンジン」**といえます。

「お尻の筋肉の衰え」イコール「体のエンジンの劣化」であり、「キビキビとした体の機動性の低下」を意味するのです。

ここでは、お尻を鍛えるエクササイズをいくつか紹介しましょう。

お尻の筋肉を鍛えるエクササイズ①

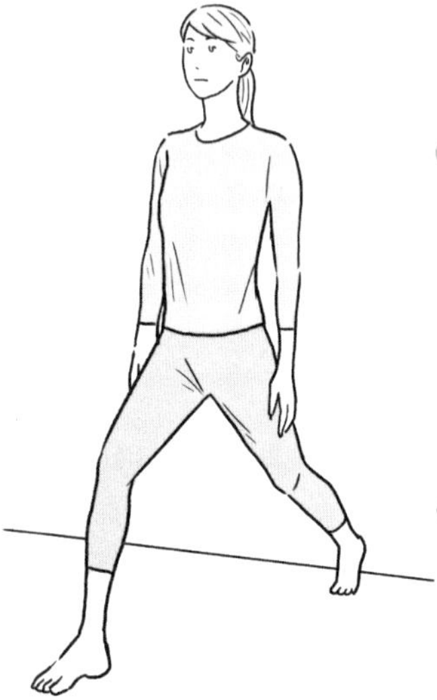

❶ 左かかとを壁につける。右足を一歩前に踏み出し、右ひざを20度くらいに曲げる。

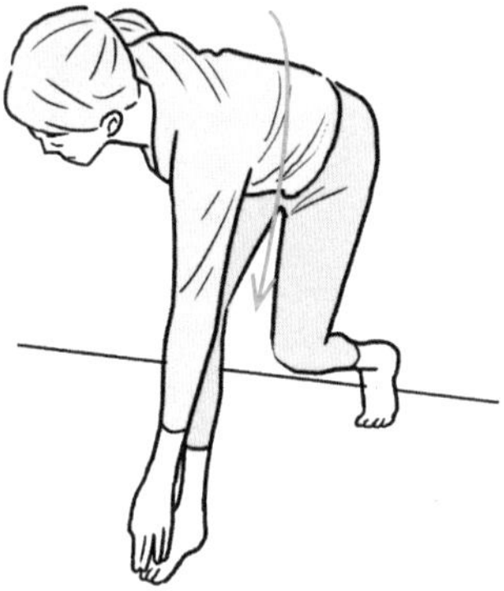

❷ 5秒かけて鼻から息を吸う。腹圧をかけたまま 5秒間吐きながら、体を少しひねり左手を右ひざの前にもっていく。そのまま5秒かけて息を吸う。腹圧をかけたまま息を5秒間吐きながら、ひざの前からさらに左手を下にさげていく。息を5秒かけて吸いながら元の姿勢に戻る。これを6セットほど行なう。

＊ 床にタッチしなくてOK。左のお尻外側がピリピリして効いているのを感じられたら◎

❸ 足を替えて、①②と同様に行なう。

お尻の筋肉を鍛えるエクササイズ②

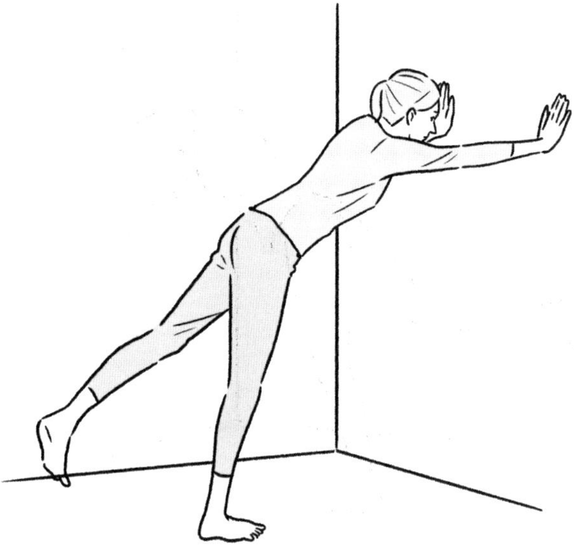

❶ 両手を肩の高さに上げて壁に手をつく。

❷ 左足を上げ、5秒かけて鼻から息を吸う。

③へ

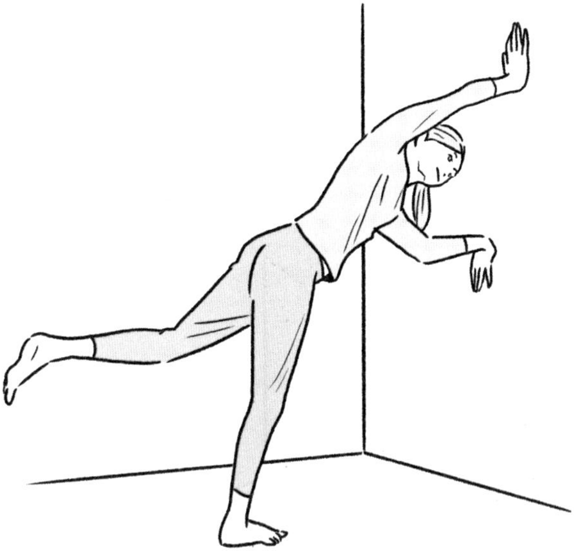

③ 右足でしっかり踏ん張り、腹圧をかけたまま5秒で息を吐きながら、左手を壁伝いに右手の下に移動させる（上体が右側に少しねじれる）。5秒かけて息を吸いながら左手を元の位置に戻す。

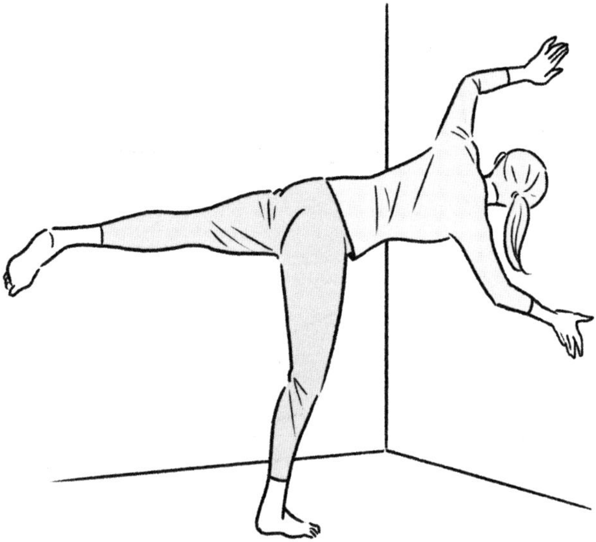

❹ ふたたび腹圧をかけたまま5秒かけて息を吐きながら、今度は右手を壁伝いに左手の下に移動させる。5秒かけて息を吸いながら右手を元の位置に戻す。左右交互に3セットほど行なう。

＊ 足が床についた側のお尻に効いている感覚があれば◎。

❺ 足を替えて、②③④と同様に行なう。

お尻の筋肉を鍛えるエクササイズ③

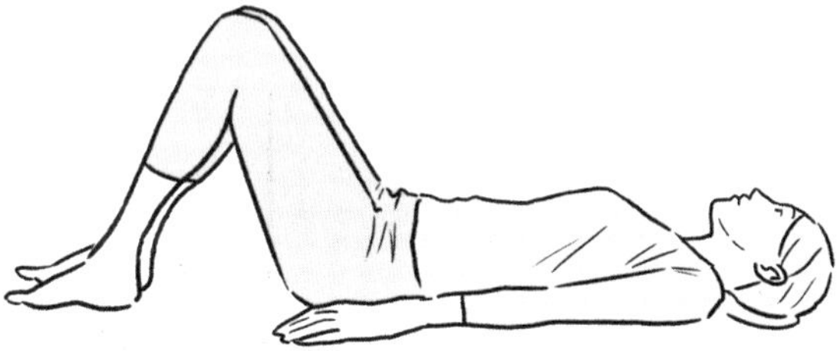

❶ 仰向けになり、両ひざを 90 度に曲げる。

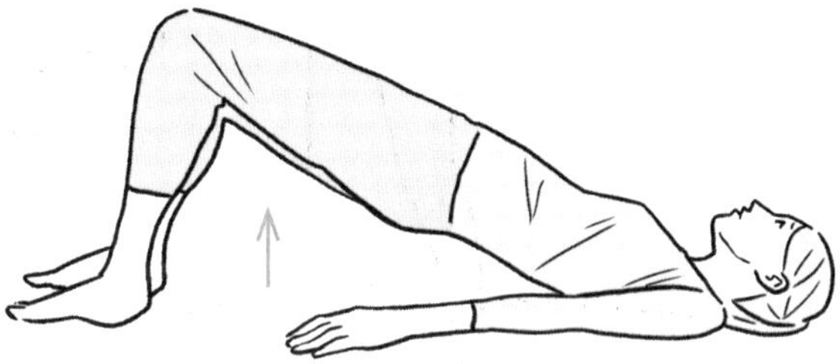

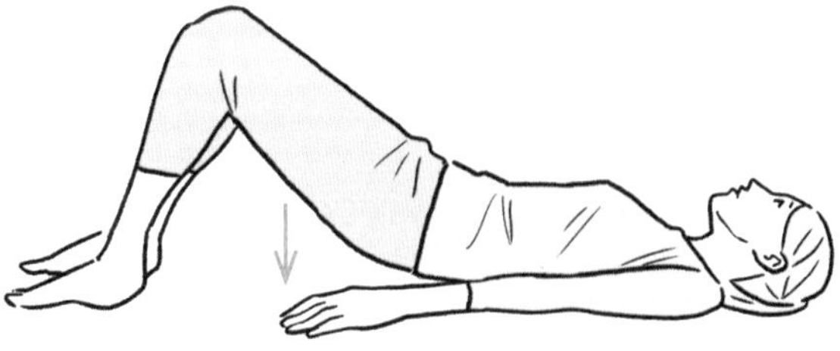

❷ 恥骨を釣り上げるような意識で、お尻をゆっくりと持ち上げ、鼠径《そけい》部が伸びたと感じたら、お尻を床すれすれまで下ろす。これを10回ほど繰り返す。

＊ お尻を持ち上げようとするあまり、腰が反らないように注意。

＊ ひざから下腹のラインが真っ直ぐになるまでお尻を持ち上げた姿勢が理想ですが、最初は無理のない範囲で行ないましょう。

＊「お尻に効いている感じ」がしたら正解！

お尻の筋肉を鍛えるエクササイズ④

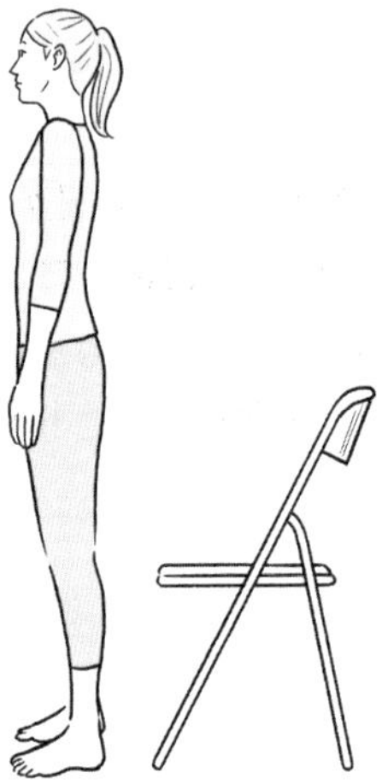

❶ 背筋を伸ばし、椅子から半歩ほど前に立つ。

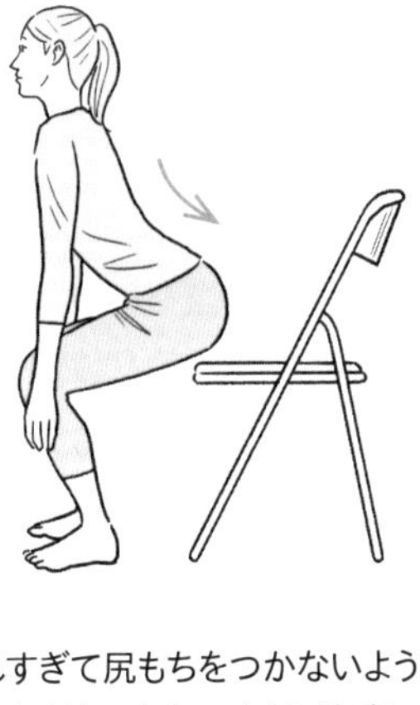

❷ 股関節をしっかり折り曲げながら、椅子に届くようにお尻を下ろしていき、浅く腰掛けたら、ゆっくり立ち上がる。初心者ならこれを4〜5回ほど繰り返す。最終的には8〜10回を2セット行なう。

＊椅子から離れすぎて尻もちをつかないように注意。
＊ひざがつま先より前に出ないように注意。
＊「お尻に効いている感じ」がしたら正解！

痛みが生じにくい体をつくる「ジョイント・バイ・ジョイント・セオリー」

体の主要な関節には2つの役割があり、可動性の高い「モビリティ関節」と安定性の高い「スタビリティ関節」が交互に組み合わさっている。モビリティ関節の可動性、スタビリティ関節の安定性が低下すると、腰痛やひざ痛などの痛みが起こりやすくなる。

「モビリティ関節」と「スタビリティ関節」の多層構造

健康のために運動を始めた方、あるいはこれから始めようとしている方もいらっしゃるかもしれません。たいへん素晴らしいことだと思いますが、慣れない運動を急に始めて体を痛めてしまわないよう、ここで「関節」の仕組みをお話ししておきましょう。

筋トレのように負荷をかけて鍛える運動、ヨガやピラティス、ストレッチといったコンディショニング系から、ウォーキングやジョギングなどの有酸素運動まで、運動のジャンルによらず関節と、それをサポートしている筋肉の知識を得ることは重要です。

私たちの体の主要部位の関節は、可動的な役割を担う「モビリティ関節」と、安定的な役割を担う「スタビリティ関節」が交互になっています。

このように関節ごとに体を捉える理論を**「ジョイント・バイ・ジョイント・セオリー」**といいます。

体の一番下から見ていくと、まず、体を支える「足」はスタビリティです。次に「足関節（足首）」はモビリティ、「ひざ」はスタビリティ、「股関節」はモビリティ、「腰（腰椎、仙骨、骨盤）」

はスタビリティ、「胸（胸椎）」はモビリティ、「肩甲胸郭関節」はスタビリティ、「肩関節」はモビリティ、そして「首の下部」はスタビリティ、「首の上部」はモビリティです。

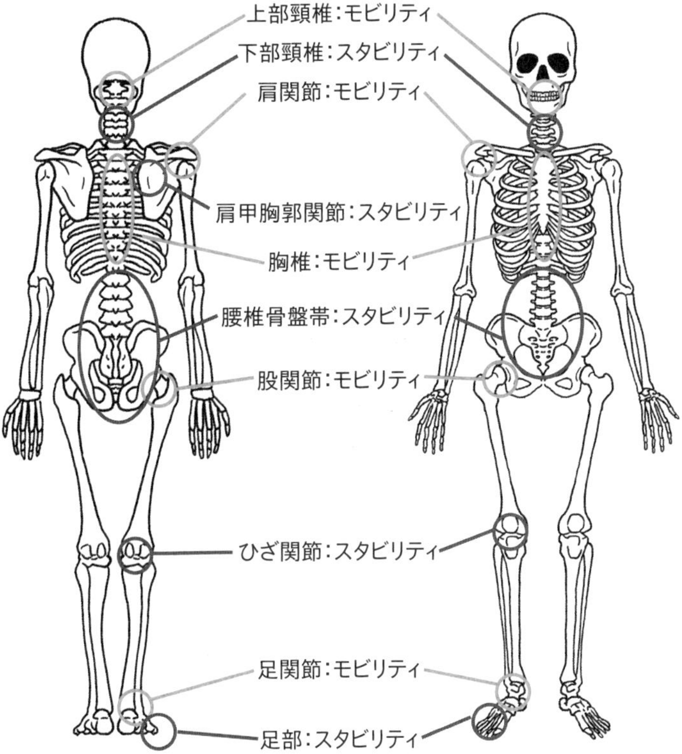

「足首と股関節の柔らかさ」をチェックしてみよう

モビリティ関節が柔らかく自在に動き、なおかつスタビリティ関節が安定して動く。そういう体は、立ち上がる、歩く、走る、かがむ、しゃがむなどの動きが無理なく機能的に行なえる体であり、すなわち痛みが起こりづらい体といえます。

裏を返せば、**今、腰痛やひざ痛がある人は、モビリティ関節の可動性を上げ、スタビリティ関節を安定して使えるようになることで痛みを軽減、解消していける**ということです。

そこでまずは、今の体の状態で、どれくらい機能的に関節を使えているかをチェックしてみましょう。目安となるのは、足首の可動性（ふくらはぎの柔軟性）と股関節の可動性です。

足首の可動性（ふくらはぎの柔軟性）チェック

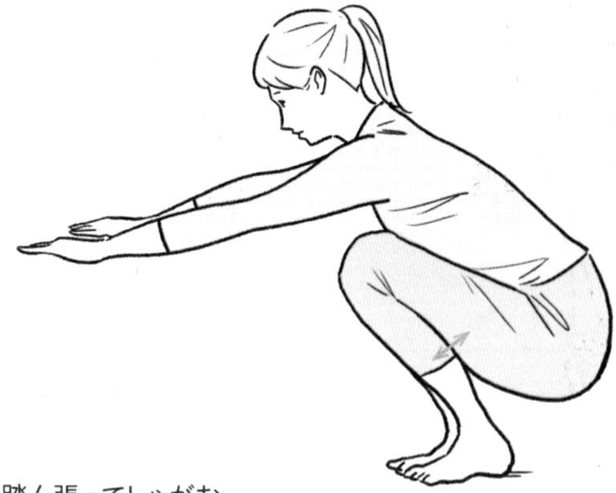

両足を踏ん張ってしゃがむ。

チェック もも裏とふくらはぎの間の隙間は？

→こぶし1個分以下＝足首の可動性とふくらはぎの柔軟性は十分

→こぶし1．5個分以上＝足首の可動性とふくらはぎの柔軟性が低くなっているサイン

股関節の可動性チェック

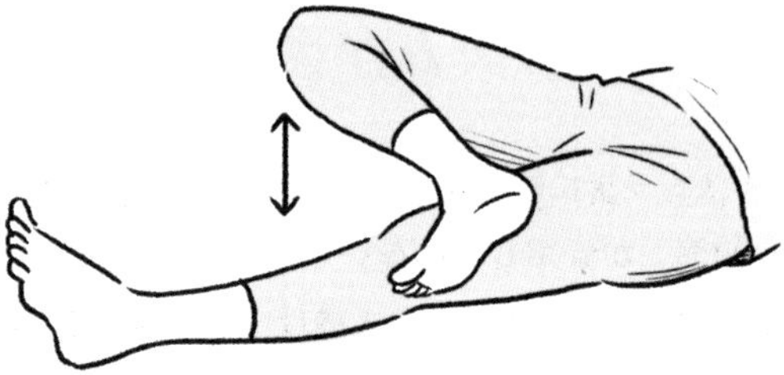

仰向けになり、片方の足をもう片方の太ももの付け根あたりにのせる。

チェック　ひざと床の間の隙間は？
→こぶし 1 個分以下＝股関節の可動性は十分
→こぶし 1.5 個分以上＝股関節の可動性が低くなりだしたというサイン
→こぶし 2 個分以上＝股関節の可動性が低くなっているサイン

いかがでしょうか？　**以上２つのセルフチェックで「柔軟性が低下しているサイン」と出た人は、腰痛やひざ痛が起こりやすい体**といえます。もしかしたら、すでに痛みが出ているかもしれませんね。「柔軟性は十分」と出た人も油断は禁物です。

いずれにせよ、重要なのは、モビリティ関節とスタビリティ関節が、それぞれ役割をきちんと果たすことです。次から、この「ジョイント・バイ・ジョイント・セオリー」に基づいたエクササイズを紹介していきます。キビキビ動ける機動的な体をつくる習慣として、ぜひ取り入れていきましょう。

現代人の腰痛、ひざ痛には、2つのメカニズムが関わっている

関節痛は、「スムーズに動くべき関節」が動かないこと、「安定して動くべき関節」が安定していないことが原因。腰痛は「胸椎・股関節・足首関節の可動性」、ひざ痛は「股関節・足首関節の可動性と足関節の安定性」を上げることで改善する可能性が高い。

痛い部位の「上」と「下」の関節に注目する

痛みがあると動きが制限され、やりたい運動もできなくなってしまいます。憂鬱ですし、もったいない話ですよね。

つらい腰やひざの痛みは、モビリティ関節の可動性とスタビリティ関節の安定性が落ちていることが原因と考えられます。

たとえば、下に落ちたものを拾うときは、足首と股関節を折り曲げてしゃがめば問題ありませんが、腰だけを丸めてかがもうとするとその部分に負担がかかります。

こうして起こる**「ぎっくり腰」は、モビリティ関節である足首・股関節の可動性の低下によって起こる痛みの典型例**といえます。せっかく専門医に「腰を治して」もらったとしても、また再発してしまう腰の痛みは、足首や股関節などのモビリティが向上していないせいかもしれません。

ひざにも同様のことがいえます。**足首・股関節の可動性と足関節の安定性が低くなると、ひざ痛が生じやすくなります。**

歩行とは、ざっくりいえば「股関節を動かしてひざと足を持ち上げる」「足首を折り曲げながらかかとを地面につき、足全体で

地面を踏みしめる」「足首を伸ばしながら足先で地面を蹴る」という複合運動の繰り返しです。

ところが、足首・股関節の可動性と足関節の安定性が低いと、ひざを安定させて使うことができません。そのため、歩くたびにひざが内側に寄ってしまい、グラグラしてひざに負担がかかり、痛みの元となるわけです。

つまり、**関節痛の予防・解消には、スタビリティ関節はきちんとスタビリティである（自在に動く）ように、モビリティ関節はきちんとモビリティである（安定して動く）ように保つ**。そうすることで、何歳になっても活動的な体を維持できるでしょう。

腰痛が起こる基本メカニズム

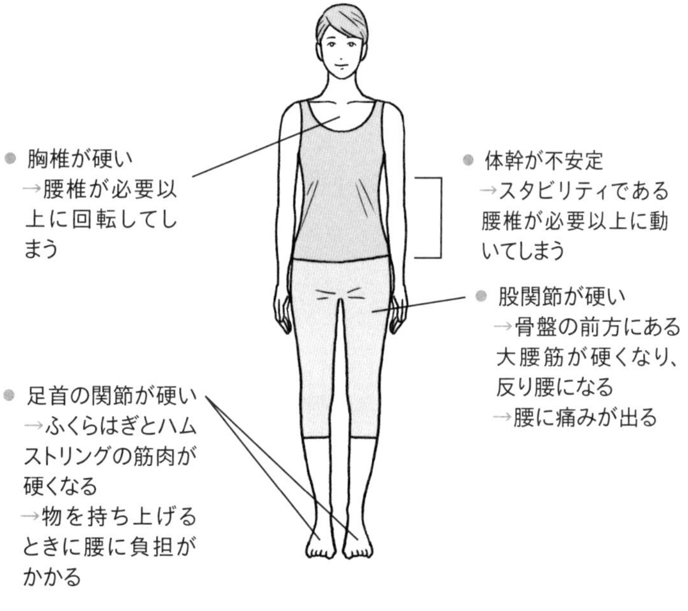

PERFORMANCE

28 活動的な体をつくる

しつこい腰痛にサヨナラ！「胸椎の可動性」を上げるエクササイズ

腰痛を予防、解消するには、モビリティ関節である「胸椎、股関節、足首関節の可動性」と、スタビリティ関節である「腰椎の安定性」を高めること。ここでは「胸椎の可動性を上げるエクササイズ」を2種、紹介する。

硬くなりがちな「胸」を動かす

腰痛を予防・解消するには、胸椎、股関節、足首関節（モビリティ関節）の可動性と、腰椎（スタビリティ関節）の安定性を高めること。「体の要」である腰の安定性は非常に重要ですが、これは、コア・マッスルのトレーニングになるIAP呼吸法を習慣化していれば十分でしょう。

ここでは、**「胸椎の可動性を上げるエクササイズ」**を紹介します（足首関節の可動性を上げるエクササイズは、P 229～P 235をご覧ください）。

胸椎の可動性を高めるエクササイズ①

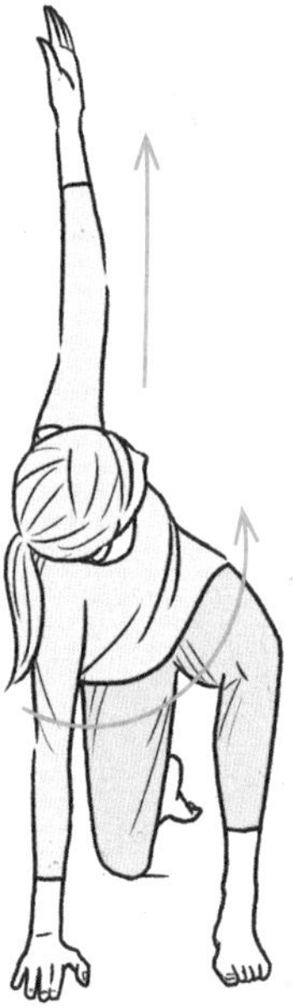

❶ 左足を立て、右ひざと右手を床につく。

❷ 左腕を天井に伸ばしながら体をゆっくりと左回転させる。

❸ 顔と目も左手を追うように回転させる。

❹ 足を替えて、①〜③と同様に行なう。

胸椎の可動性を高めるエクササイズ②

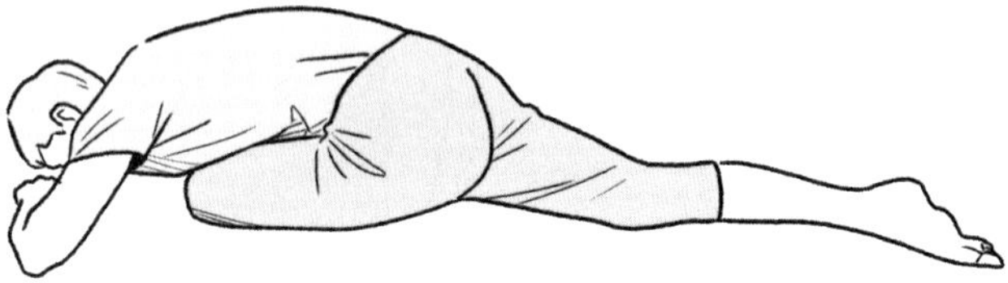

❶ 床に座り、左ひざを内側に曲げる。体を前に倒しながら右足をまっすぐ伸ばし、両ひじを床につける。

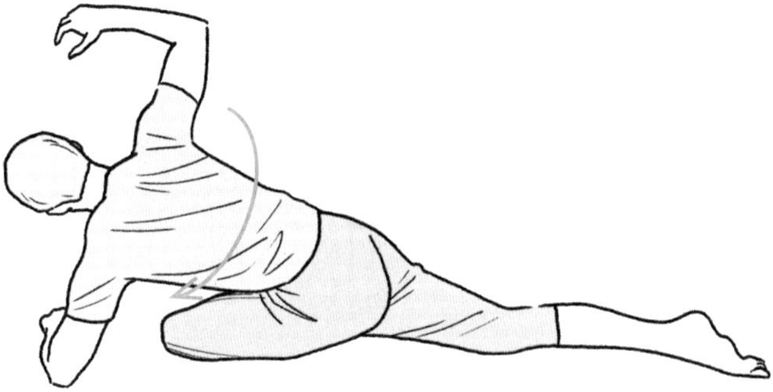

❷ 鼻から息を吸い、左ひじで体を支え、息を吐きながら上半身をゆっくりと回転させる。回転が最大になったところで一度止め、5秒かけて鼻から息を吸い、また5秒かけて息を吐きながら、ゆっくりと上半身を戻していく。これを6回繰り返す。

＊ 無理に回転させず、痛みが出ないところで止める。

❸ 足を替えて、①②と同様に行なう。

お尻の筋肉を使えていない人に効く「股関節の可動性」を上げるエクササイズ

「股関節の可動性を上げるエクササイズ」で、腰痛、ひざ痛の予防・解消を目指す。股関節の可動性には、「お尻の筋肉」が大きく関わっているため、このエクササイズを終えて、「股関節がスムーズに動いている感じ」と「お尻に効いている感覚」があれば◎。

「お尻」にアプローチすることが、ひざ痛予防の近道に

股関節の可動性には、実はお尻の筋肉（大臀筋・中臀筋）が大きく関わっています。

足を地面につく際にお尻の筋肉がきちんと収縮すれば、ひざはまっすぐから、やや外側に向きます。お尻の筋肉が弱っている人はその動きがうまくいかないため、足をついたときに、ひざが内側に寄ってしまう。これもひざ痛の一因です。

歩行の際にお尻の筋肉をちゃんと使えるようになると、股関節の可動域が広がり、結果として、ひざの安定性が増し、ひざ痛が起こりづらくなるでしょう。

股関節の可動性は腰にも影響するため、このエクササイズは腰痛の予防・解消にもつながります。

股関節の可動性を高めるエクササイズ

❶ 仰向けになり、両ひざを 90 度に曲げる

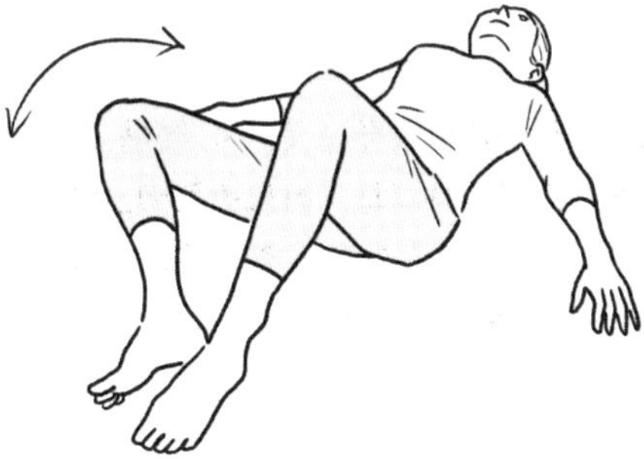

❷ ワイパーのように、右ひざをゆっくり開いて元に戻し、左ひざをゆっくり開いて元に戻す。これを 30 秒ほど繰り返す。

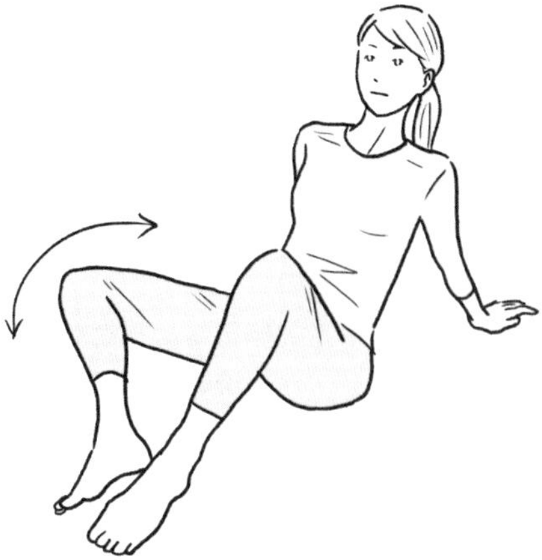

＊仰向けでできるようになったら、体を 45 度くらいに起こし、両手を後ろについた姿勢で行なうのもおすすめです。よりエクササイズ効果が高くなります。

PERFORMANCE

30 活動的な体をつくる

歩く力を落とさない！「足首の可動性」と「足の安定性」を上げるエクササイズ

足首を柔らかく動かして地面を蹴り、足からしっかり着地する。「足首関節の可動性を上げるエクササイズ」と「足関節の安定性を上げるエクササイズ」を行なうことで、ひざに負担のかからない「安定した歩行」ができるようになる。

これで「歩行の質」が格段に上がる

関節のスタビリティが安定すれば、おのずとモビリティも安定して使えるようになります。

ひざ痛がある場合、根本的な解決策として足の安定性を高めながら足首と股関節の可動性を上げていきましょう。

股関節の可動性を上げるエクササイズは前項で紹介しました。ここでは、足の安定性を上げるエクササイズと、足首関節の可動性を上げるエクササイズを紹介しましょう。

「歩行の質」を左右する足と足首が正しく調整されると、地面をしっかり踏みしめ、足を柔軟に蹴り出して歩けるようになります。

足首の可動性を高めるエクササイズ①

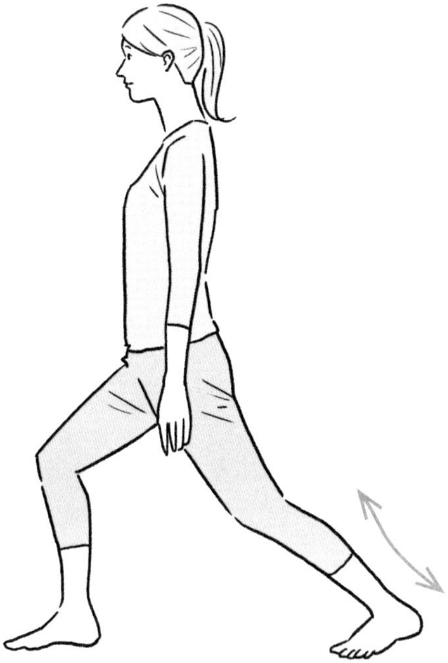

❶ 背筋を伸ばして立つ。片足を後ろに引き、1、2、3……とリズミカルに体を前後に動かしながらアキレス腱を伸ばす。

❷ 反対側の足も同様に行なう。

足首の可動性を高めるエクササイズ②

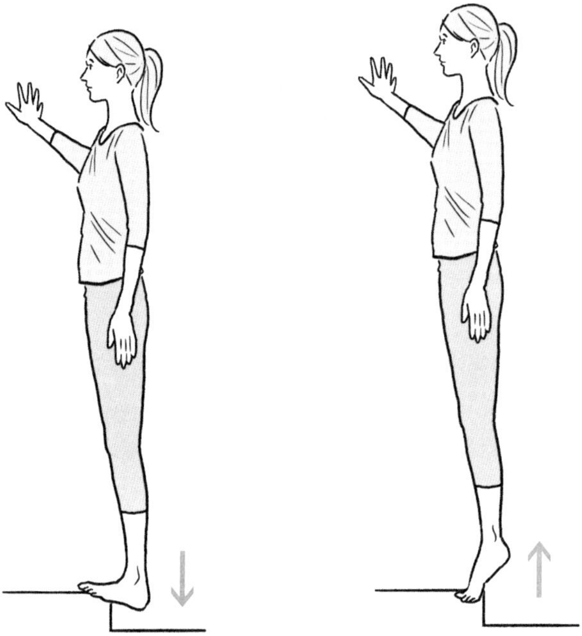

❶ 玄関の小上がりや階段など、少し段差があるところに、両足の土踏まずの先をのせて立つ。倒れないように、壁に手をつく。

❷ 背筋を伸ばしたまま、両足のかかとを、なるべく床に近づけるように落としていく。アキレス腱やふくらはぎが伸びていると感じたら、つま先立ちになるようにかかとを持ち上げる。これを8〜10回ほど繰り返す。

足首の可動性を高めるエクササイズ③

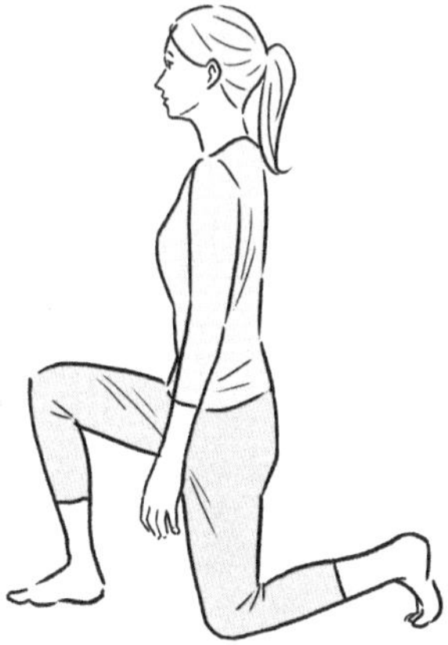

❶ 背筋を伸ばして片ひざ立ちになり、両足の指を床につける。

❷ 立てた側の足を、ひざの角度がほぼ直角になるように前方につき、太ももに両手をおく。

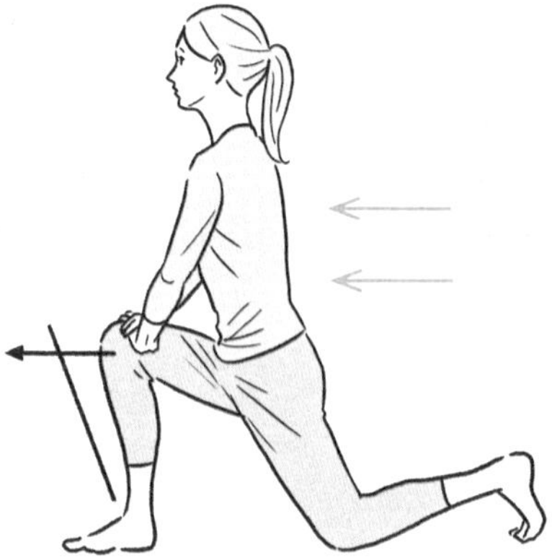

❸ 両手で太ももを前に押し出すようにして、体を前に倒していく。これを 10 回ほど繰り返す。

❹ 反対側の足も同様に行なう。

足首の可動性を高めるエクササイズ④

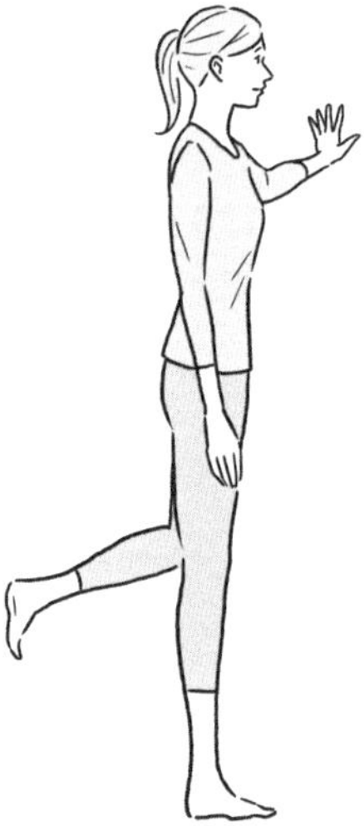

❶ 壁に軽く左手をついて背筋を伸ばして立ち、左足を後ろに上げる。右ひざを5回、真っ直ぐ前方に曲げ伸ばしする。

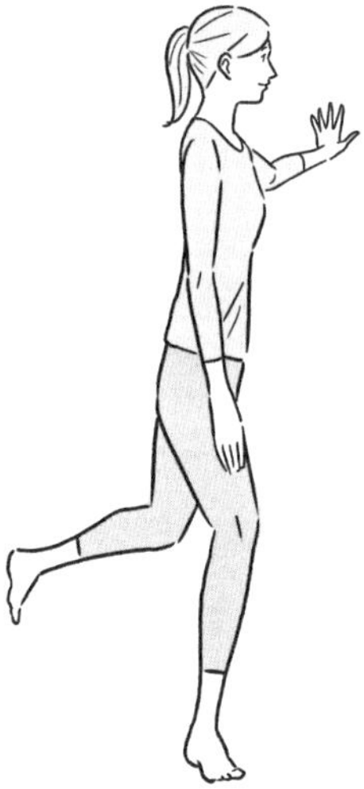

❷ 右足を 20 度ほど外側に開き、右ひざを5回、真っ直ぐ前方に曲げ伸ばしする。

③へ

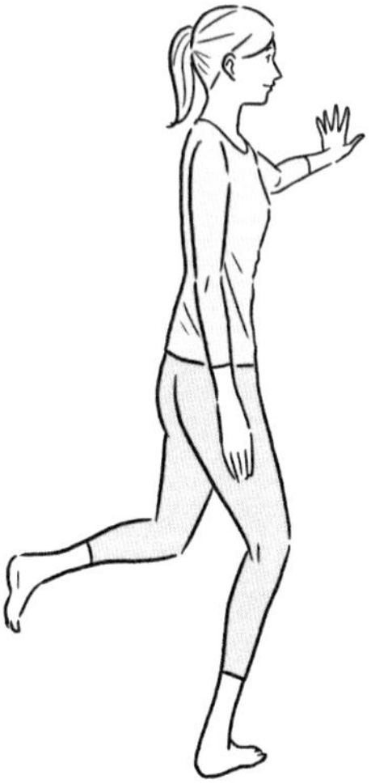

❸ 次に、右足を 20 度ほど内側に閉じ、右ひざを5回、真っ直ぐ前方に曲げ伸ばしする。

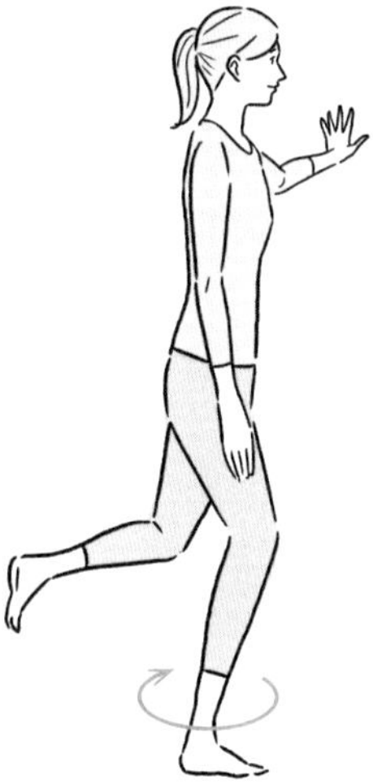

❹ 右足を元の位置に戻す。そこから右足首を5回、時計回りに回す。反対側にも 5 回す。

＊ひざ関節はスタビリティ関節なので、ガクンと曲がらないようにコントロールしながら行なう。

❺ 足を入れ替え、①〜④を同様に行なう。

足の安定性を高めるエクササイズ

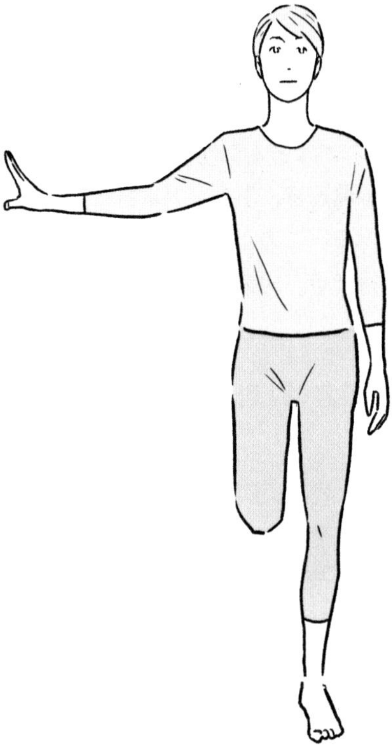

❶ 壁に手をつき、背筋を伸ばして立つ。

❷ 片足立ちで10秒間ほどキープする。

❸ バランスが整ってきたら、手を壁から離し、ひざを20度くらいリズミカルに曲げ伸ばし、ミニスクワットを25回行なう。

❹ 足を入れ替え、①〜③を同様に行なう。

PERFORMANCE

31 レジリエンス

「感情に振り回されやすい」の対処法

感情が揺れ動くとき、脳内ではどんな物質が分泌されているのか？　たとえばイライラや焦燥感、不安などは特にノルエピネフリンの作用で引き起こされる。このように感情を脳科学的に理解しておくと、自分を客観視でき、対策も立てやすくなる。

「感情の科学」を知れば、自分を客観視できる

焦燥感や不安に襲われると、何も手につかなくなるものです。でも、自分を落ち着かなくさせる感情が脳のどういう仕組みによって生じているのかを理解すれば、対処の仕方も見えてくるでしょう。原因がわかれば、対策も立てやすいというわけです。

ホルモンや脳内神経伝達物質によって体の機能がコントロールされているのと同じように、心の動きも、すべて脳内の化学物質の反応によって起こるものです。したがって、**心という一見、実体のないものを理解し、取り扱い方を身につけるには、感情の動きを脳科学的に見てみるのが一番**なのです。

脳の仕組みは非常に複雑ですから、もちろん、すべてをここで網羅することはできません。ただ、心を落ち着かなくさせる主な仕組みを知るだけでも大きく違ってくるでしょう。

ごく単純に説明すると、**イライラ感や焦燥感、不安などの感情のざわつきは、ノルエピネフリンの作用**です。

ノルエピネフリンは、思考を持続させようとするホルモンです。「考えるべきこと」を特定し集中するのはアセチルコリンの役割

である一方、「考えよう、考えよう」という方向に働くノルエピネフリンは、脳の覚醒レベルを上げる役割を担っています。

「何も手につかない」を避ける3つの習慣

何のためかわからない業務を振られたり、目的を知らされないままがんばることを強いられたりしたときは、まったくモチベーションが上がらないものですよね。

こうした状況では、**ドーパミンに比べ、ノルエピネフリンが相対的に多く分泌されているから**です。「やらなくてはいけないのに、何から手をつけていいのかわからない」「考えなくてはいけないのに、まったくやる気が起きない」。だからモチベーションが上がらず、ただイライラや焦燥感、不安が生じるのです。

こういう科学的な知識があると、いちいち感情に振り回されることなく、自分の状態を少し客観的に捉えられるようになるはずです。

「このイライラ、焦り、不安は、交感神経優位で、ノルエピネフリンが異常に高くなっているからだろう」――そんなとき、瞑想やヨガ・ニドラで感情を鎮めるというのは有効な方法です。

さらに、**限界を超えるとエピネフリンやノルエピネフリン分泌が止まります**。もう動く気も起こらない。すると、バーンアウト、つまり燃え尽きた状態になったり、考えようという気が起こらなかったりと、いわゆる思考停止状態になります。

たとえば、パワハラやイジメに苦しんでいる会社員がいるとしましょう。まったく意欲が起こらないながらも、何とか重い足を引きずって出社していた。しかし、ある日、ついに家から出られなくなってしまった。これは、エピネフリンだけでなくノルエピネフリンも十分に分泌されていなくなっている状態です。

なるべくそういう状態に陥らないよう、予防策として日常的にできることもあります。ここでは3つ、おすすめの方法を紹介しておきます。

ノルエピネフリンが過剰になる状態を避ける3つの習慣

① 気の置けない人や尊敬できる人と話す

→自分のことを大切に思ってくれる人と悩みや不安を共有することで孤立感を抑える。人はグループに属しているとセロトニンが分泌され、安心感を得られる。

→周囲に対する感謝や気遣いを忘れなくなる。

② 日々の気づきや学び、人の言葉をメモする

→周囲に目が向き、自分を客観視できる。

→ストレスによる視野狭窄《きょうさく》が防げる。

③ 瞑想などで、自己の内面と向き合う

→自分が本当に望んでいること、望んでいないことを確認できる。

→無用な争いや競争に巻き込まれずに済む。

まず**1つめは、自分の考えを心置きなく話せる人や、尊敬できる賢明な人と接して、コミュニケーション能力を上げること**です。安心して人に打ち明ける、そのことにより自分は社会に属していると実感することが大切です。

また、ストレスがあると視野が狭くなり、周りの人たちへの感謝や気遣いを忘れがちになります。でも、他人と話す習慣をもち、コミュニケーション力を上げることで、「いかに自分は周りの人たちに支えられているか」という感謝の念が湧き上がってくるは

ずです。

もし、これが叶わないような環境――たとえば尊敬できる上司がいない、気を許せる人がいないなどの環境にいるのであれば、新天地を求めるというのも1つの選択肢だと思います。

不安や恐怖は脳の働きを低下させます。不安や恐怖を感じるのは、古来、自分を守るために人類がインストールしてきたシステムなので、これらを消そうとするのは得策ではありません。

不安や恐怖へのもっとも効果的な対処法は、勇気をもって前進すること。そう簡単なことではないと思うかもしれませんが、自分の成長のため、よりよい人生のために、今いる場所から離れてみるというのは、決して無謀な選択ではないでしょう。

2つめはメモ帳を持ち歩き、日々の気づきや学びを書き留めることです。日記というほどではなく、自分が感じたことや気づいたこと、人から聞いた賢明な言葉を忘れないように書き留めます。

周囲が見えなくなるくらい何かに没頭するのは成果につながりますが、ストレスによって視野が狭くなった状態が何日も続くのは非常に不健全です。「メモをつける」という行為は、周囲に目を向け、また自分を客観視するということ。この習慣が根づけば、「周りあっての自分である」というシンプルな事実に常に立ち返り、ストレスのせいで周りが見えなくなるのも防げるでしょう。

そして**3つめは、自分が誰なのかをよく知ること**です。

なぜこれが大事かというと、「集中」は自分で選択できるものですが、「再集中」にはスキルが必要になるからです。どういうことか、スポーツを例にとって説明しましょう。

スポーツの世界では「今を生きること」が求められます。それが次のプレイに大きく影響してくるからです。試合前に集中力を高めるという行動は、自分の意志でコントロールが可能です。しかし競争相手は、圧迫感をかもしだすなどのメンタル面や、体を寄せてくるなどのフィジカル面など、あらゆる作戦でこちらのミスを誘おうとします。そこで相手に振り回されず、再度集中するには、「自分に立ち返る」というスキルが必要になるのです。

現代は競争社会ですから、今の例はスポーツ選手でなくても当てはまるでしょう。

相手の言ったことをいつまでも引きずったり、相手のペースで生きたりしていると、「今の自分」を見失い、過去にとらわれる時間が多くなります。冷静さを失い、熱くなりすぎて自滅していくとはこのことです。

ここで一番大切なのは、数秒前の自分に何があったとしても、すぐに今の自分に戻ること。そして少し先の未来（次のプレイ）に目を向けること。このスキルの基本となるものこそ、「自分自身をよく知っておくこと」「自分が誰なのかをよく知ること」なのです。

情報過多のスピード社会では、誰だって自分を見失いそうになるものです。だからこそ、いったん目の前の現実から意識を離していき、自分の内側に目を向けてから、ゆっくりと現実に戻る。瞑想を習慣とするのもいいでしょう。

PERFORMANCE

32 レジリエンス

「感謝する」と「感謝される」。2つの感謝で、心底、安心できる

感謝の力は侮れない。「周りの人たちのおかげで、今の自分がいる」と感謝する。「誰かの役に立てた」と、感謝されたことを実感する。すると「社会的動物」である人間は、「社会の一部としての自分」を再認識し、安心できるようになっている。

自分を生かしているのは「人とのつながり」

日々のパフォーマンスを上げるには、「感謝」の力を借りるのも非常に効果的です。こうしたメンタルヘルスからのアプローチは私の専門外の分野ですが、さまざまなリサーチペーパーやスタディを読んで納得するところが多かったので、少し紹介しておきましょう。

「感謝」の力を借りるというのは、人に感謝する、あるいは人から感謝されるような行動をとるということです。

過度の緊張状態にあるとき、人は、自分のことしか見えなくなります。視野が狭くなり、いろいろな人が陰に日向にサポートしてくれているという事実に目が向かなくなってしまう。それが不安や焦り、孤独感などにつながり、ますます追い込まれかねないのです。

人間は社会的存在であり、社会に属さずには生きられません。**誰かの役に立った、感謝されたという感覚は、自分も社会の一部であると実感すること**です。

それが**根源的な自己肯定感につながり、日々、成長しながら前向きに生きる活力となる**、といっていいでしょう。

感謝の効能

周りの人たちの存在の大きさを実感し、そのおかげで自分があるという感謝の念が湧くと、根源的な安心感が生まれる。

→人が本来の力を発揮するには、根源的な安心感が必要。

→根源的な安心感とは、自分という存在そのものが認められ、支えられているという感覚。

自分の行動が誰かに感謝されたと感じられると、物質的な満足感とはまったく別種の満足感が生まれる。

→「誰かとつながっている」「社会（組織）に属している」という安心感。

「幸せ」を感じるチャンスは無数にある

感謝といっても、一つひとつは小さなことでいいのです。

たとえば、信号のない横断歩道を渡ろうとしていたら、ドライバーがいったん停止して先に行かせてくれた。これなどは、周りの人たちに自分は生かされていると感謝するチャンスです。

あるいは、あなたが車の運転をしていたら、信号のない横断歩道を渡ろうと子たちが待っています。そこで車を一時停止して子どもたちを渡らせてあげたら、子どもたちは手を上げて笑顔で「ありがとう！」と会釈を返してくれました。時間にしてほんの30秒足らずの出来事ですが、この間、いったい何を感じるでしょうか。

これなどは、人に感謝されたと実感できるチャンスです。

周囲を見渡してみれば、人に感謝し、感謝されるチャンスは、日常の中にたくさんあることに気づくでしょう。

人に感謝できる人間になろう、感謝されるような人間になろうというと、社会倫理的な話に思われるかもしれませんが、そうとは限りません。ほかでもない自分のためにも、感謝し、感謝される人間になることの意義は非常に大きいといえます。

何かに没頭しているときは、自分ひとりでも充足感があるものですが、それでも、ずっとその状態でいるのは不健康です。なぜなら、没頭しているというのは心身が緊張・興奮している状態、つまり交感神経優位のストレス状態だからです。

もし、ろくに他者を顧みずに1つのことに没頭した結果、仮に大きなことを成し遂げたとしても、ふと見回すと誰も周囲にいなかった……となれば、それは幸せとはいえないでしょう。どれほど単独行動を愛する人でも、やはり自分が安心できる居場所は必要なのです。

ですから、一日に最低でも1回は、周囲の人に感謝する習慣をもつこと。何事に対しても自分ひとりでがんばっているのではなく、いかに多くの人や環境に支えられているのか。それによって、今、自分は目の前のことに没頭することができているか。

作業の時間を区切るなどして休息時間を入れるようにすれば、瞳孔の緊張が緩和して視野が広くなり、周囲の人のありがたみも見えてくるでしょう。

そんな**小さな感謝の習慣が、個人としての成功だけでなく幸福につながっていく**のです。

人に感謝する／人から感謝される

↓

ドーパミンとセロトニンの分泌
が高まる（特にドーパミン）

↓

幸福感が生まれる

⬇

感謝する力を高めるメソッド

「Three good things」

ペンシルベニア大学のマーティン・セリグマン教授らの研究では、「毎晩、寝る前に今日良かったことを 3つ書くことを 1週間継続すると、その後半年間にわたって幸福度が向上し、抑うつ度が低下する」ということが明らかにされている。

PERFORMANCE

33 レジリエンス

他人軸に振り回されず、自分軸で生きる

人の目が気になり、自分の外部の事情に振り回されることが一番のストレス。自分が行動するのは「人に認められたいからなのか？」「やらされている感覚なのか？」「自分がやりたいからなのか？」――社会に属しながらも、なお一個人として自由に生きていくためには、こう問い続けること。

「自分の人生の主人公」として生きる

心身の活力を削《そ》ぐ悪いストレスの発生源は、つまるところ、人の目が気になることでしょう。上司にどう思われているか、同僚や部下、後輩にどう思われているか、ママ友にどう思われているか、友だちにどう思われているか、家族にどう思われているか。こうした**自分の外部の事情に振り回されることが、一番のストレス**なのではないでしょうか。

人は、社会に属しているという実感がなくては安心できませんが、同時に「人はみな、それぞれ違う」。キャリアゴールも、子どもに期待するゴールも、自分自身の人生のゴールも、それぞれ違うと思えなくてはストレスが募って仕方ありません。

大事なのは、**社会に属しながら、なお自らを人生の主人公として生きていくこと**です。

人はそれぞれ自分に合った人生を歩んでいくものです。自分で考え、自分で物事を決め、自分の足で歩んでいくのと、過剰に周りの目を気にし、競争しながら、自分を周りに認めさせるような

行動を選ぶのとでは、天と地ほどの違いがあるのです。

これは、言い換えれば「一番を目指すのか」、それとも「ベストバージョンの自分を追求するのか」という違いです。

私はスタンフォード大学に勤務して今年で20年になります。その間にたくさんのエリート選手を見てきました。これは研究をもとにした意見ではないのですが、私から見て、今まで接してきた選手には大きく分けて２つのタイプがあります。

1　Be the Best タイプ（一番を目指す）

自分が人よりも勝り、頂点に立ちたい、それを証明したいというタイプ。常に他人を意識し、外の環境に触発され、他人に対する競争意識をモチベーションとしている。

2　Pursuing the Best Version of Yourself タイプ（ベストバージョンの自分を追求する）

常に自己のベストを追求して更新しようとするタイプ。「自分自身の能力を最高に発揮し、常に自己ベストを目指したい」（あるいは自己ベストを更新したい）と考えるため、あまり周りの声にはとらわれず、自分自身の限界に挑戦していく。

両者に共通しているのは、動機づけがうまく、前進していく力が強いことです。しかし１のタイプになく、２のタイプに共通するものがあります。それは「Do your best to slow down.（休息するときも最善を尽くせ）」です。

１のタイプはいつも周りを気にしながら行動しているので、状況変動に左右されやすく、感情の浮き沈みが多々あるのに対し、２のタイプは力の抜きどころ(休息をどこでとればいいか）がわかっているということです。

PERFORMANCE

34 レジリエンス

「孤独」を感じる人が直面する深刻なリスク

「孤独感」に関わるとされる物質「タキキニン」には、人間本来の健全な心や身体機能を損なわせるというデメリットがある。孤独を感じやすいご時世だからこそ、人とのつながりを実感できるチャンスを逃さず、孤独感からくる不調を防ぎたい。

孤独は体にとって「毒」である

セロトニンは幸福感をもたらす神経伝達物質ですが、同様の作用をもつホルモンに、本書でもふれた「オキシトシン」があります。

両方とも、たしかに幸福感に関係する物質なのですが、分泌される条件が少し違います。簡単にいうと、セロトニンは組織や家族などグループに属しているという安心感を抱いたときに分泌され、オキシトシンは**深い愛情を感じるような行動をしたとき**に分泌が高まります。

こうした違いはあるにせよ、セロトニンとオキシトシンが、慢性ストレス状態の軽減に役立つことは間違いありません。

私たちが感じるストレスには、人間関係の摩擦からくるストレスもある一方、**人と接しないこと、つまり「孤独」というストレス**もあります。

新型コロナウイルスの世界的流行で、個人や組織の活動が制限され、以前よりも人との接触を控えることを余儀なくされました。少し前まではあたりまえだった、誰かとの何気ない触れ合いが、今はできない。このフラストレーションが孤独感につながり、じわじわと人の心を蝕《むしば》んでいるとしても、何ら不思議はありません。

他者との接触が著しく減ると、「タキキニン」という神経伝達物質が蓄積され、人間を含む哺乳類の行動に影響を与えることがわかっています。社会的存在である人間にとって、他者と接触しないことは、古来、命の危険を意味してきました。そんな警告として孤独感というストレスを感じさせる役割を担っているのがタキキニンなのですが、孤立した時間に比例して、タキキニンの分泌が上昇し、**本来の健全な心や身体機能を奪うというデメリット**があるのです。

孤独感を生む「タキキニン」の副作用

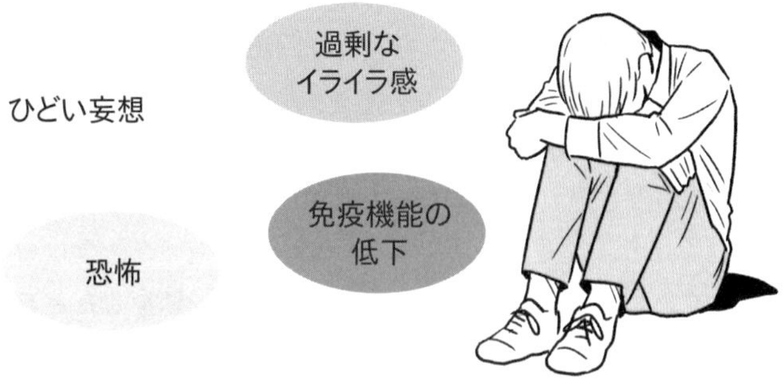

タキキニンを抑えるには、セロトニンやオキシトシンが分泌されるような状況に自分を置くこと。つまり周囲に目を向け、「自分はたしかに他者とつながって生きているんだ」と実感することです。現在、人と直に接することには制限がありますが、それでもなお、人とのつながりを実感することはできるはずです。**孤独に陥りやすいご時世だからこそ、「周囲の人たちあってこその自分」と感じられる機会を意識的に設けたい**ものです。

PERFORMANCE

35 レジリエンス

強いストレス体験を克服できる「アクティブ・リカバリー」

恐怖という強いストレスに襲われたときにどうするか？「逃げる」「立ちすくんで（過ぎ去るまで）耐える」ではなく、「前進する」という選択肢を選ぶことで、脳の「恐怖センター」を制御し、恐怖に打ち勝つことができる。

なぜ感情の“ブレーキ”が利かなくなるのか

私たちは日々、さまざまな経験をしながら生きています。その中には、忘れがたいひどい経験や恐怖に襲われた経験などもあるかもしれません。二度と同じような思いをしなくていいように、また、危険を回避して生命を維持できるように、脳内では、目の前にあるもの、起こる出来事に対して、常に安全性のチェックが行なわれています。そこで主に働くのが恐怖や不安といった感情に大きく関わっている**「扁桃体」**という脳領域です。

私たちは起こったことの多くを記憶していますよね。学習や記憶を司る「海馬」という脳領域では「これは危険か、安全か」といった情報も記憶されており、思考を司る前頭連合野は海馬の記憶をもとに感情や行動をコントロールします。

たとえば、「これは危険だ」と海馬に記憶されているものには近づかない、関わらないという判断を前頭連合野が下すことで、私たちの身の安全は確保されているということです。

では、先ほど登場した扁桃体は、こうした危険回避、生命維持の仕組みの中でどのように働くのでしょうか。

それは、特に強いネガティブな記憶が呼び起こされたときです。たとえば、命の危険を感じるような強い恐怖を呼び起こす刺激があると、その情報が扁桃体につながり、いわゆる「怖がる」「不安」という反応が起こります。生理的には交感神経が優位になって心拍が速くなり、それにしたがって他の臓器の動きも変化します。

このように、扁桃体は脳内の「恐怖センター」として、命に関わるような危険を瞬時に伝達する役割を担っているわけですが、**日常的に扁桃体が活性化・興奮するような、あまりにもネガティブな出来事を体験すると、精神を病んでしまうことになります。**

その状態の対処法は、意外にもシンプルです。活性化された扁桃体を鎮める(制御する)。その有効な方法の1つが、「歩くこと」、つまり体を前に進める動きなのです。

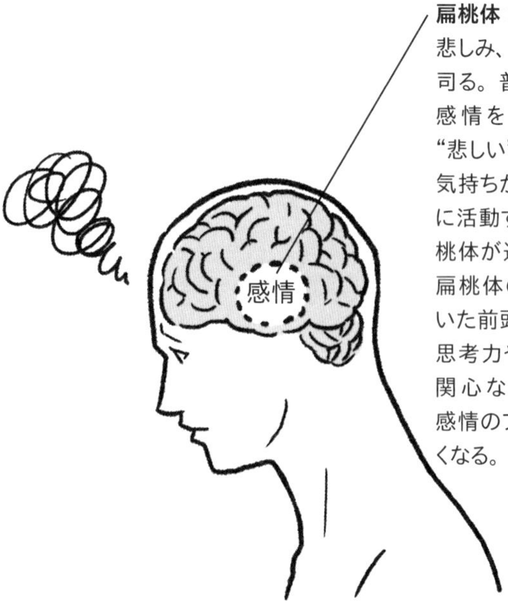

「体を前に動かすだけ」で恐怖心が消える

そもそも、ひどい出来事から自らを回復させるには３つの方法があります。

１つは「その場から逃げようとする（何とか忘れようとする）こと」、２つめは「その場に立ちすくみ、時が過ぎるのを待つこと」、そして３つめは「前進する」ことです。

「逃げる（忘れる）」「立ちすくみ、（過ぎ去るまで）耐える」というのはイメージできても、なぜ「前進する」ことが恐怖の克服になるのかと思った人も多いのではないでしょうか。実は、他の２つよりも「前進すること」がもっとも恐怖の克服に役立つのです。これを「アクティブ・リカバリー（積極的、活動的な回復）」と呼びます。

実際に「外に出て歩く（前進する）」というのも、アクティブ・リカバリーです。ストレスで心身が疲れているとき、スポーツの試合で激闘を繰り広げた（特に敗戦した）翌日や、誰かとのつらい別れを経験したときなどは、部屋に閉じこもるよりも、とにかく外に出て少し歩く。そうしたほうが、ずっと早くリカバーし、また自分を前進させることができるのです。

というのも、体を前に進めると頭が左右に揺れるため、目も同時に水平に動きますが、この**「目を水平に動かす」という行動が、恐怖センターである扁桃体を鎮め、制御できる**ことがわかっているからです。これは、精神を病んで外に出られない患者に対して実際に用いられている治療法です。

また、2018年にスタンフォード大学で行なわれた研究では、こんな実験結果も報告されています。

迫り来る被写体をマウスたちに見せたところ、①逃げる、②凝り固まる、③迫り来る被写体に向かって前進するという３パターンに分かれました。そして、③の行動をとったグループでは、扁桃体の活性化を制御していたことが確認できたのです。さらに、前進するという行為がドーパミン分泌を高めることもわかりました。

恐怖やひどい経験を克服するには、「恐怖に対する反応を減らす」のではなく、「恐怖に向かって勇敢に前進していく」ことが有効であろうとしているリサーチもあります。

本書のプロローグでお話しした報酬システムについて覚えていますか？　人は適時、行動を選ぶことによって、ドーパミン系あるいはセロトニン系の報酬システムを活性化することができるという話でしたね。

ここでは、目の前にある困難や嫌な記憶が自分を立ち止まらせているときに、「自らを前進させる」ことで、恐怖センターが制御されると同時に、ドーパミン系報酬システムがオンになることを表します。**「前に進んだ努力と勇気」に対してドーパミン、つまりやる気や意欲というご褒美が与えられる**というわけです。

精神を病むところまではいかなくても、あるいは命の危険にさらされたことはなくても、生きていれば、過去に経験したことのないネガティブな出来事に見舞われることはあります。しかし私たちには、それを克服する能力があるのです。

ひどい経験や恐怖を感じ、前に進むのをためらっている、そんなときに、できるだけ早く自分自身を過去から今に戻し、未来に向かって前進させるには、逃げるのでもなく、立ちすくむのでもなく「前に進むこと」。このアクティブ・リカバリーが、自らの回復能力を最大に引き出すことにつながるでしょう。

おわりに

本書のような本を手にとってくださったということは、きっと、みなさんは、何かしら自分の能力を伸ばして成果を出したい、そして素晴らしい人生にしていきたい――いわゆる「人生の勝者」になりたいと願っているのではないかと思います。

能力を伸ばして成果を出す。それには自分でアクションを起こさなくてはいけません。成功とは「コール1つで向こうから来てくれるホテルのルームサービス」とは違うのです。

勝利という「結果」は、メダルやトロフィーや賞状をいくつもっているか、どれくらいお金を稼いだかという「部分的な結果」だけでは判断できません。**どれだけ時間と努力を費やしてきたか、どれだけ挑戦し、時には痛い思いをしてきたかというプロセスが、自分の今いる位置の「総合的な結果」として表れている。**これは本書でお話ししたマインドセットの基本でもあります。

目標を達成したい、成功したい、その道のりでいくつもの間違いや失敗をおかすのが人間です。しかし単に間違いや失敗を積み重ねれば、成功が向こうからやってくるわけではありません。間違いや失敗を機に新たなやり方や考え方を獲得し、みずから成功へと向かって前進することが重要です。

なぜうまくいかなかったのか、次に失敗しないようにどうしたらいいかと考え、その考えを元に計画を立てて行動に移していく。この一連のプロセスが、脳の変化（可塑性）を加速させます。つまり間違いや失敗とは、脳が、よりよい変化に向かう扉を開くきっかけとなるものなのです。

私は、シリコンバレーにある企業が主催する自己啓発セミナーなどに参加することがあります。そこでよく感じるのは、数年ごとにスタンフォード大学のマネージャーたちが参加するリーダーシップ研修の内容にとても似ているということです。それもそのはずで、シリコンバレーには、スタンフォード大学出身者が興した企業が多いのです。

こういった場所で多く聞かれる言葉の1つに、**「Unite（個別性を保ちつつ団結する）」**があります。

アメリカ由来の成果主義が日本にも導入されて久しいところですが、アメリカでは、また別の動向が見られつつあります。

1990年代〜2000年代初頭、シリコンバレーで興された企業がみるみる成長するにつれて、経済格差が生まれました。当時は一番成果を挙げた者や、知識や技術が人より長けている者が早く出世し、会社を動かすポストについていました。今もその傾向は残っていますが、ここ数年の間に1つ加わった視点があります。

それは「その人材には人の能力を見極め、引き出し、そして組織を1つにまとめる能力はあるのか？」という評価の視点です。

言い換えれば、これは「ストレスを抱え、周りがよく見えないまま突っ走ってきた人材」と、「純粋に自分の好きなことを追求し、成果の喜びを人とシェアしながら成長してきた人材」、そのどちらに組織の未来を託したいか？　ということです。

私の周囲では、まだどちらを重視するかを定義するところまでは進んでいません。ただ、人間社会は、間違いなく「多様な知識と思考をもった現代の人材」と「流動的な社会に対応できる組織」を常にいい形に「統一」できる能力、つまり上記のうち後者の人材を求める方向へと舵を切っているように感じられます。

そして本書でお話しした「成長型マインドセット」は、そういう新たな価値を創造できる能力にもつながると、私は信じてやみません。みなさんが、今後、確実に求められるであろう「次世代型の人材」としても活躍していかれることを心から願っています。

山田 知生（やまだ・ともお）

スタンフォード大学スポーツ医局アソシエイトディレクター、同大学アスレチックトレーナー。
1966年、東京都出身。24歳までプロスキーヤーとして活動した後、26歳でアメリカ・ブリッジウォーター州立大学に留学し、アスレチックトレーニングを学ぶ。
同大学卒業後、サンノゼ州立大学大学院でスポーツ医学とスポーツマネジメントの修士号を取得。2000年サンタクララ大学にてアスレチックトレーナーとしてのキャリアをスタートさせ、2002年秋にスタンフォード大学のアスレチックトレーナーに就任する。
スタンフォード大学スポーツ医局にて19年以上の臨床経験を持ち、同大学のアスレチックトレーナーとして最も長く在籍。これまでに、野球、男子バスケットボール、男子・女子ゴルフ、男子・女子水泳チームなどを担当している。
2007年にアソシエイトディレクターに就任した後は、臨床開発で大きくスポーツ医局に貢献、同局プログラムのさらなる改革・促進に取り組んでいる。
著書に『スタンフォード式 疲れない体』（サンマーク出版）がある。

山田知生公式メルマガ
https://gugenjuku.jp/p/r/anhoTolp

スタンフォード式《しき》 脳《のう》と体《からだ》の強《きょう》化《か》書《しょ》

2021年9月1日　第1刷発行

著　者／山田《やまだ》 知生《ともお》
発行者／佐藤 靖
発行所／大和《だいわ》書房
〒112-0014　東京都文京区関口1-33-4
電話　03（3203）4511

装幀／次葉
イラスト／林田秀一
編集協力／福島結実子

本文印刷／光邦
カバー印刷／歩プロセス
製本所／ナショナル製本

©2021 Tomoo Yamada, Printed in Japan
ISBN 978-4-479-79750-0
乱丁・落丁本はお取替えいたします
http://www.daiwashobo.co.jp/